AF470344

INTRODUCTION A L'ÉTUDE

DES

SCIENCES MÉDICALES.

IMPRIMERIE DE H. FOURNIER ET Cᵉ, RUE DE SEINE, 14.

INTRODUCTION A L'ÉTUDE

DES

SCIENCES MÉDICALES

PAR

P. J. B. BUCHEZ, D. M. P.

AUTEUR DE L'HISTOIRE PARLEMENTAIRE DE LA RÉVOLUTION FRANÇAISE,
DE L'INTRODUCTION A LA SCIENCE DE L'HISTOIRE,
EX-RÉDACTEUR EN CHEF DU JOURNAL DES PROGRÈS DES SCIENCES
MÉDICALES, ETC., ETC.

LEÇONS ORALES

RECUEILLIES ET RÉDIGÉES

PAR

HENRY BELFIELD LEFEVRE, M. D.

RÉDACTEUR DE L'EUROPÉEN.

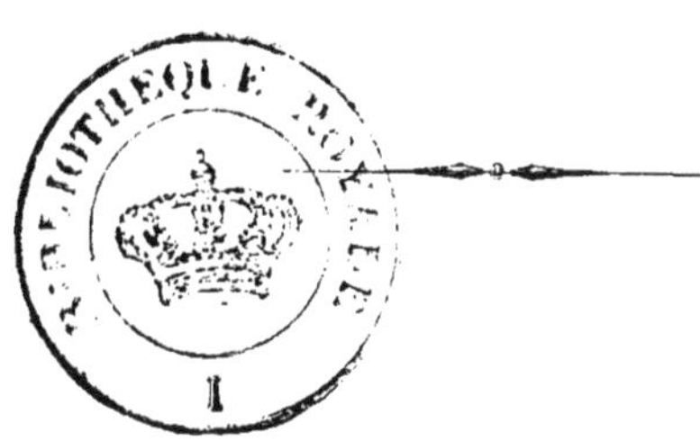

PARIS,

E. ÉVEILLARD ET Cᵉ, ÉDITEURS, RUE SERPENTE, 7.

1838.

AVERTISSEMENT.

DE L'ÉDITEUR.

Les leçons, qui forment cette Introduction à l'étude des sciences médicales, furent prononcées par M. le docteur Buchez à l'ouverture de l'*Ecole Auxiliaire et Progressive de Médecine* fondée par M. Sanson. Elles devaient être publiées immédiatement après la clôture du cours ; mais M. le docteur Belfield-Lefevre, qui s'était chargé de les recueillir et de les rédiger, ayant été dans l'obligation de s'absenter de Paris pendant plusieurs mois, nous avons été contraints d'en différer la publication.

TABLE GÉNÉRALE

DES MATIÈRES.

gines de la science dans les traditions primitives des peuples. — La science a toujours eu pour but la prévoyance. — Elle a toujours été représentée par des institutions religieuses et sociales. — Traditions des peuples primitifs de la Grèce. — Origine des sciences médicales. — Des fonctions de la science. — Propositions fondamentales dans la philosophie des sciences. — Considérations générales sur l'histoire des sciences. — La doctrine scientifique générale émane toujours directement du dogme religieux. — Démonstration historique. — La science des Grecs vient de l'Hindoustan. — Influence du dogme de la Chûte sur la théorie générale des sciences. — Les mouvements sont déterminés pour ou par des intelligences qui expient. — La science est passive et circulaire. — La terre est le centre du monde. — Conséquences scientifiques du dogme de la Rédemption. — La science est active et féconde. — La terre est fonction du monde. — Conclusions de la première leçon. — La considération du but engendre la science et toutes les conditions que la science suppose.

DEUXIÈME LEÇON.

Des Constructions encyclopédiques.

Page 33.

Définition du mot Encyclopédie. — La science se crée à elle-même les conditions qui rendent une encyclopédie nécessaire. — But et fonctions d'une encyclopédie. — Il n'y a point aujourd'hui de système encyclopédique conforme à ce but, propre à ces fonctions. — Toutes les encyclopédies modernes ne sont autre chose que des méthodes artificielles de classification des sciences. — Examen critique des systèmes d'encyclopédie modernes. — Système de Bacon. — Système de

TROISIÈME LEÇON.

De la Certitude.

QUATRIÈME LEÇON.

De la Méthode,

Page 157.

Il y a diversité et successivité dans les phénomènes. — Entre
ces phénomènes divers et successifs il existe un rapport général
constant. — L'idée d'une constante existant entre les phénomènes est une conception toute spirituelle qui dérive directement de la loi morale. — La croyance à l'existence de cette
constante dirige tous les grands inventeurs dans leurs recherches. — Ces recherches ont toujours pour but de découvrir
des rapports de plus en plus généraux. — Vérification de cette
assertion dans les sciences astronomiques. — Astronomie des
Grecs. — Série de recherches entreprises pour découvrir
une constante invariable. — Travaux de Képler, de Daniel
Bernouilli, d'Euler, du chevalier d'Arcy, de M. Poinsot. — De
la *Méthode* dont l'homme se sert pour procéder à la découverte d'une constante. — Il existe deux méthodes distinctes,
une *Méthode d'invention* et une *Méthode de vérification.* — La
méthode de vérification consiste dans l'emploi alternatif de
deux modes, le mode synthétique et le mode analytique. —
Du mode synthétique. — Du mode analytique. — De la méthode d'invention. — Création de l'hypothèse. — Conditions
auxquelles toute hypothèse doit satisfaire. — Du point de vue
auquel il se faut placer pour créer une hypothèse nouvelle. —
Exemple. — Épreuves auxquelles toute hypothèse doit être
soumise avant d'être livrée à la vérification directe. — Vérification de l'hypothèse par voie de synthèse et par voie d'analyse. — Le mode synthétique se compose de deux ordres d'o-
pérations distinctes. — Détermination, et démonstration par

des procédés logiques, des propositions secondaires que l'hypothèse renferme. — Vérification au contact des phénomènes de ces différentes propositions par l'*Observation directe*, par l'*Expérimentation*, par la *Statistique*, par le *Calcul des Probabilités*, etc., etc. — Confusion qui existe dans la langue quant à la valeur des mots *synthèse* et *analyse*,—Du mode analytique. —Propositions générales sur la *Méthode scientifique*.

CINQUIÈME LEÇON.

Des Institutions scientifiques.

Page 197.

La science doit être représentée par des institutions sociales. — Les institutions qui représentent en France les sciences médicales sont très imparfaites. — Conséquences fâcheuses de cette organisation incomplète. — Création de trois ordres distincts d'institutions scientifiques : les institutions de perfectionnement ; les institutions d'enseignement ; les institutions d'application. — Des *Institutions de perfectionnement*. — Académie des sciences. — Critique. — Les institutions de perfectionnement sont essentiellement des moyens, ou des instruments, qui doivent subir toutes les modifications que nécessite le but qu'elles sont destinées à atteindre. — Des *Institutions d'enseignement*. — Esquisse historique de l'Université de Paris. — De la Faculté de médecine.— Baccalauréat ès-lettres. — Écoles scientifiques préparatoires. — Baccalauréat-ès-sciences. — Faculté de Paris. — Du 1er degré d'instruction médicale. — Chimie organique et inorganique : anatomie humaine et comparée : zoologie : phytologie.— Concours. — Examens. — Des bacheliers-en-médecine. — Du 2e degré d'instruction médicale. — Histoire des sciences, des doctrines et des institutions médicales : physiologie humaine et comparée. — Concours. — Examens. — Des licenciés-en-médecine. — Choix d'une question de thèse. — Des Écoles médicales d'application. — Pathologie interne (clinique médicale) : pathologie externe (clinique chirurgicale) : obstétrique : thérapeutique et matière médicale. — Concours. — Examens. — Thèse. — Des docteurs-en-médecine. — Conditions pour se présenter au concours. — Thèse sur un sujet donné discutée par tous les concurrents. — Des agrégés. — Nomination à temps. — Fonctions des agrégés. — Élection des professeurs. — Nomination à temps. — Des *Institutions d'application*. — Organisation du corps médical en France. — Des médecins cantonnaux. — Des Conseils médicaux de département. — De l'Académie de médecine. — Statistique médicale, etc., etc.

ERRATA.

Page 19, ligne 21. Au lieu de *quatre*, lisez *trois*.

Page 51, ligne 12. Au lieu de *immense lacune*, lisez *omission*.

Page 60, ligne 29. Au lieu de *matérialiste*, lisez *mathématique*

Page 64, ligne 33. Au lieu de *soutenu*, lisez *contenu*.

Page 102, ligne 32. Lisez est *représenté par* A. C.

INTRODUCTION A L'ÉTUDE

DES

SCIENCES MÉDICALES.

PREMIÈRE LEÇON.

De la Science en général.

SOMMAIRE. — Considérations préliminaires. — But du cours. — Définition de la science. — Définition scolastique. — Défauts de cette définition. — Toute science doit être définie par son but. — Le but de la science est de prévoir. — La prévision scientifique existe à deux degrés bien distincts. — Du premier degré de la prévision scientifique. — Du deuxième degré de la prévision scientifique. — Les sciences passent successivement par ces deux degrés. — Dans la plupart des sciences la prévision scientifique n'existe encore qu'au premier degré. — De l'origine de la science. — Il est absurde d'attribuer au hasard ou à l'instinct de connaître, les premières découvertes scientifiques. — Il faut étudier les origines de la science dans les traditions primitives des peuples. — La science a toujours eu pour but la prévoyance. — Elle a toujours été représentée par des institutions religieuses et sociales. — Traditions des peuples primitifs de la Grèce. — Origine des sciences médicales. —

1

Des fonctions de la science. — Propositions fondamentales dans la philosophie des sciences. — Considérations générales sur l'histoire des sciences. — La doctrine scientifique générale émane toujours directement du dogme religieux. — Démonstration historique. — La science des Grecs vient de l'Hindoustan. — Influence du dogme de la Chûte sur la théorie générale des sciences. — Les mouvements sont déterminés pour ou par des intelligences qui expient. — La science est passive et circulaire. — La terre est le centre du monde. — Conséquences scientifiques du dogme de la Rédemption. — La science est active et féconde. — La terre est fonction du monde. — Conclusions de la première leçon. — La considération du but engendre la science et toutes les conditions que la science suppose.

Messieurs :

Lorsque je me suis chargé de vous faire un cours qui pût vous servir d'introduction à l'étude des sciences, je n'ai pas cru qu'il fût nécessaire, qu'il fût utile même, d'insister auprès de vous sur la dignité, sur l'importance des études scientifiques ; encore moins ai-je pensé qu'il fût indispensable de jeter d'avance de l'incertitude dans vos esprits en vous présentant, au début même de votre carrière, des considérations purement critiques sur l'ensemble des connaissances humaines. J'ai pensé que j'avais à parler à des hommes graves, à des hommes qui s'engageaient sérieusement dans une œuvre sérieuse, à des hommes qui avaient la pleine et entière conviction de toute l'importance de la mission à laquelle ils allaient se vouer ; et j'en ai conclu qu'il était, auprès de vous, aussi superflu de s'arrêter aux considérations vulgaires sur l'utilité de la science, que dangereux d'insister sur des considérations critiques, dont le moindre inconvénient se-

rait de jeter dans votre esprit la confusion et le dégoût,
à l'entrée même de vos études.

Vous le savez, Messieurs: vous commencez aujourd'hui
une vie qui doit être consacrée tout entière aux études
théoriques les plus difficiles, aux applications pratiques
les plus graves. Vous vous portez aujourd'hui candidats
à la plus noble, à la plus élevée, mais aussi à la plus difficile de toutes les magistratures; — la seule dans laquelle
la responsabilité individuelle soit entière; la seule dans
laquelle un homme soit appelé à décider de la vie et
de la santé de ses semblables, sans autre contrôle possible que celui de sa conscience. Dans quelques années
vos concitoyens confieront à votre savoir la vie de leurs
frères, à votre moralité l'honneur de leurs familles: votre
avenir, votre réputation, et, ce qui doit vous être plus
cher encore, l'avenir et la vie de vos concitoyens, dépen-
dront du savoir et de la moralité que vous apporterez
dans l'exercice de ce redoutable ministère. Quelques années d'un travail sérieux et bien dirigé peuvent faire de
vous les hommes les plus utiles que la société ait à ho-
norer; quelques années d'erreurs peuvent faire de vous
les hommes les plus dangereux que la société ait à flétrir.

Le temps que l'on consacre d'ordinaire à obtenir un
diplôme est peu considérable, si l'on envisage l'étendue
des connaissances que ce diplôme suppose : il peut suffire
toutefois si l'élève est dirigé par une méthode sûre, qui
le mette à même de ne point hésiter entre les différents
enseignements qui lui sont offerts, et qui lui permette
en même temps de classer et de coordonner dans sa
mémoire les faits nombreux que ces enseignements lui
auront présentés.

En entrant dans la science, vous pénétrez dans une ville
immense et toute semée de ruines, où les édifices sont
innombrables et de toutes sortes, les uns solides et propres à servir d'abri, les autres menaçant ruine bien que

présentant au dehors une apparence de stabilité ; les uns à peine commencés, les autres depuis long-temps achevés. Mille chemins mêlés s'entrecroisent, et coupent de toutes parts ce vaste terrain. Si vous ne connaissez le plan de cette ville, vous vous perdrez assurément dans l'inextricable dédale de rues innombrables : vous pourrez prendre pour une construction solide et pour un asyle assuré quelque chétif abri ; vous pourrez dédaigner de précieuses ruines ou des constructions naissantes ; et votre vie tout entière pourra s'écouler ainsi en recherches inutiles, en désappointements sans cesse renouvelés. Or, c'est un plan de la science que ce cours est destiné à vous offrir.

Je me propose donc, dans ce cours, de vous exposer une méthode scientifique générale qui puisse vous servir de guide à travers ce labyrinthe de faits dans lequel vous allez pénétrer—une méthode qui puisse vous donner en quelque sorte, tout d'un coup, l'intelligence de l'ensemble. Je me propose de développer devant vous des considérations générales, également applicables, également nécessaires à toutes les spécialités scientifiques. Je me propose de déterminer quelle est la fonction véritable de la science, et quels sont les rapports généraux qui lient entre elles les sciences de détail. Je me propose enfin de résumer ces considérations générales en une formule logique assez nette, assez rigoureuse, pour que vous puissiez toujours, —quelle que soit par la suite la science à laquelle vous consacriez plus spécialement vos études, quelle que soit même l'infidélité de votre mémoire, — pour que vous puissiez toujours, dis-je, retrouver, à l'aide de cette formule, et l'ensemble des connaissances que cette formule résume, et la multitude de détails que cet ensemble embrasse.

Et d'abord, Messieurs, qu'est-ce que la science ? Il semble au premier aspect que rien ne soit si facile que de définir la science ; et à la question en apparence si simple : — « Qu'est-ce que la science » ? — il n'est peut-être personne d'entre vous qui ne soit prêt à répondre. Et cependant, Messieurs, si vous parcourez la multitude de définitions vulgaires que l'on donne de la science, vous remarquerez qu'elles ne sont qu'une multiplication de mots, qu'un échange de synonymes, en d'autres termes, une pure tautologie que l'on peut exprimer ainsi : — « La science, c'est la science. »

L'ancienne scolastique définissait la science : —

Disciplina quæ certis demonstrat argumentis quas tradit regulas : —

L'enseignement qui démontre par des arguments certains les axiomes qu'il pose : —

Ou bien encore : —

La connaissance que l'on démontre par des arguments certains.

Il me semble, Messieurs, qu'il serait parfaitement oiseux d'insister longuement sur cette définition , et d'en examiner avec soin tous les termes, pour vous démontrer combien et comment elle est radicalement vicieuse. Elle est vicieuse d'abord, en ce qu'elle n'est pas assez spéciale : en effet elle est aussi bien applicable à la morale et à la logique qu'à la science elle-même. Elle est vicieuse encore, en ce qu'elle suppose que la science humaine est absolue, immobile, éternelle, sans progrès ou sans erreurs possibles; car, si les axiomes que l'enseignement pose sont démontrés vrais par des arguments *certains*, ces axiomes sont nécessairement immuables et absolus comme la certitude, et le travail scientifique est à tout jamais achevé. Or, vous savez, Messieurs, que telle n'est pas la certitude de la science. Cette définition est vicieuse enfin , en ce qu'elle n'établit pas quelles sont les fonctions de la science, et que, par suite, elle ne nous apprend pas quels en sont les rapports et les limites.

Nous croyons que tout moyen d'intelligence humaine, qui est susceptible de devenir actif, doit nécessairement être défini par le but même que ce moyen est destiné à atteindre. La définition de la science par le but a cet immense avantage, qu'elle nous en donne à l'instant même la fonction, l'essence, les rapports, en un mot tout ce qui la constitue essentiellement ; et qu'elle indique en même temps les limites nécessaires dans lesquelles la science se trouve renfermée.

Or :—*Le but de la science c'est de prévoir.* Et, si l'on abandonne la discussion scolastique pour étudier d ns l'histoire des peuples la marche et le développement de la science réelle, de la science pratique, il sera facile de voir que les travaux scientifiques n'ont jamais eu d'autre but que celui d'établir, à l'égard des phénomènes extérieurs, une prévoyance quelconque.

Mais la prévision scientifique existe à deux degrés bien distincts.

Le premier degré de la prévision scientifique suppose seulement que l'on connaît, d'une manière plus ou moins exacte, l'ordre invariable dans lequel une certaine catégorie de phénomènes se succèdent ; de telle sorte que, une suite de phénomènes étant donnée, l'homme puisse *prévoir* quels seront les phénomènes qui succèderont. Ce premier degré doit être défini : — *La connaissance de l'ordre de succession des phénomènes.*—Il suppose évidemment deux choses : 1° que les phénomènes de même ordre et de même nature se succèdent toujours suivant une constante inconnue, mais invariable (car autrement il n'y aurait pas de prévision possible) ; et 2° que la succession tout entière de ces phénomènes a été observée, une fois au moins, dans toute son étendue.

Le deuxième degré de prévision scientifique suppose que l'on connaît, non-seulement l'ordre dans lequel les phénomènes se succèdent, mais encore *la Loi,* ou la formule générale, suivant laquelle cette succession est engendrée. Ce deuxième degré doit être défini : — *La connaissance de la loi de génération des phénomènes :*—et si, comme le premier, il suppose l'existence dans les successions phénoménales de constantes invariables, il permet en outre de prévoir dans ces successions des termes qui n'ont jamais été observés, et même d'affirmer l'existence de phénomènes qui échapperont peut-être éternellement à tous nos moyens d'observation directe.

Or, l'histoire nous apprend que les sciences passent successivement de l'un de ces états de prévoyance à l'autre, en raison de leur degré d'avancement.

Si l'on jette maintenant un coup d'œil général sur l'ensemble des connaissances humaines, il sera facile de voir que le deuxième degré de la prévision scientifique n'existe complètement que pour la seule science astronomique; ou, plus exactement encore, pour cette portion de la science astronomique *qui a pour but de prévoir les différents rapports de position que doivent présenter, à une époque quelconque, les différents éléments de notre système planétaire.* Car, vous le savez, Messieurs, depuis que Newton a découvert *la loi de génération des phénomènes astronomiques;* depuis qu'il a donné la formule qui exprime le rapport général existant entre ces phénomènes; depuis lors il a été possible à la science de prevoir, dans l'ordre astronomique, des phénomènes qui n'avaient jamais été observés, et d'affirmer l'existence de phénomènes qui échappent, aujourd'hui encore, à tous nos moyens d'investigation.

Mais si la prévision scientifique a atteint dans les sciences astronomiques un tel degré de precision et d'étendue, c'est parce que l'astronomie est de toutes les sciences celle dont les phénomènes sont les moins complexes. Aussi, à mesure que l'on s'eloigne davantage de cette simplicité phénoménale, à mesure que l'on aborde des catégories de phénomènes de plus en plus complexes, des sciences spéciales de plus en plus compliquées, on aperçoit que

les limites de la prévision scientifique deviennent de plus
en plus étroites. Ainsi ces limites se resserrent déjà dans les
sciences qui tiennent le plus directement à l'astronomie,
dans les sciences physiques : elles deviennent bien plus
restreintes encore dans la chimie : en météorologie on ne
possède pas même le premier degré de prévision, celui
qui résulte de la connaissance de l'ordre de succession
des phénomènes ; et dans les sciences des corps organisés
la prévision scientifique se réduit partout à la connaissance,
encore incomplète, de cet ordre de succession. Ainsi en
est-il surtout en médecine ; car là, soit que vous étudiiez le
développement d'une modification pathologique ; soit que
vous observiez l'ordre dans lequel les phénomènes se succèdent pour constituer une affection morbide ; soit qu'enfin
vous analysiez les effets successifs engendrés par l'introduction dans l'économie animale d'un agent thérapeutique
quelconque ; toujours et partout votre unique but, aujour-
d'hui, est d'arriver à reconnaître l'ordre dans lequel se
succèdent des phénomènes d'une nature déterminée,
afin que, *dans les successions semblables* que vous rencontrerez par la suite, vous puissiez prévoir les termes à venir
au moyen des termes accomplis ; et toujours et partout
votre prévision scientifique s'arrêtera là — jusqu'à ce que
la formule générale des corps organisés nous ait été donnée.

Mais si, dans les définitions qu'ils ont données de la
science, la plupart des écrivains se sont gravement trompés, ils ont commis des erreurs non moins étranges dans
la plupart des origines qu'ils lui ont assignées.

En effet, un grand nombre d'écrivains, et dans ce
nombre il faut compter tous les historiens matérialistes
de la médecine depuis Celse jusqu'à Condorcet, ont assigné comme origine première des connaissances humaines
un besoin aveugle, un désir instinctif de connaître, déposé dans l'organisation de l'homme ; et, pour ceux-ci,

l'histoire des progrès de la science n'est autre chose que
l'histoire des satisfactions croissantes que cet appétit animal a successivement exigées. Est-il nécessaire, Messieurs, de vous faire observer combien cette explication,
tant de fois reproduite dans les livres les plus sérieux,
est futile? Est-il nécessaire de vous faire remarquer, que
ce besoin de connaître n'a jamais pu engendrer un seul
travail véritablement scientifique, puisque la satisfaction
que ce besoin commande n'est jamais plus qu'une explication quelconque, bonne ou mauvaise, par les causes essentielles des phenomènes observés; explication qui sera à tout
jamais interdite à la science humaine? Est-il utile de vous
dire, que ce prétendu instinct scientifique n'a pas la puissance de commander une suite de recherches difficiles et
pénibles, telles que celles qui sont indispensables pour
fonder la vraie science, puisque cet instinct n'a évidemment
besoin pour se satisfaire que d'une explication quelconque
qui ne heurte pas directement les passions humaines?
Ainsi, quand l'instinct de connaître demandait : — « Pourquoi l'eau monte-t-elle dans un corps de pompe? » — la
science répondait : — « Parce que la nature a horreur
du vide. » — Et pendant des siècles l'instinct scientifique
de l'homme ne réclama pas d'autre explication du phénomène. Ces réflexions, vous les avez sans doute faites
vous-mêmes ; et, s'il vous reste encore dans l'esprit quelque doute à ce sujet, c'est que vous ne sauriez comprendre, comment des observations aussi simples ont pu
échapper à ces érudits profonds qui ont bâti sur d'aussi
frêles bases le laborieux échafaudage d'une histoire de la
science. Autant en faut-il dire de ceux qui n'ont pas
craint d'attribuer au hasard toutes les grandes découvertes dont les sciences se sont enrichies : ceux-là n'ont
jamais songé, que l'invention, comme l'observation, étaient
des manières-d'être actives de l'homme ; et que, pour découvrir dans l'ordre des phénomènes extérieurs, il fallait

observer, et que, pour observer, il fallait nécessairement avoir un motif, et être dirigé par une idée et par une méthode quelconque : ils n'ont pas remarqué que les grands savants étaient les seuls grands inventeurs : ils n'ont pas réfléchi que le hasard qui, disent-ils, a placé une combinaison donnée de phenomènes sous les yeux de celui qui en a découvert le rapport, a dû nécessairement présenter mille fois cette même combinaison à l'observation de mille individus qui pourtant n'ont rien découvert. Combien de personnes, combien de savants, ont observé *par hasard* la chute des graves, qui cependant n'ont jamais découvert la loi de la gravitation universelle!

Pour connaître et pour comprendre les origines de la science humaine, c'est à la science historique, c'est aux traditions primitives des peuples qu'il les faut demander. Des recherches psychologiques sur les facultés humaines, des considérations philosophiques sur les méthodes d'invention, peuvent fournir des éclaircissements utiles là où les traditions parlent une langue obscure; elles peuvent fournir d'utiles données là où ces traditions présentent d'importantes lacunes; mais elles ne sauraient aucunement, dans l'état actuel de nos connaissances philosophiques, suppléer à l'absence complète de ces indispensables renseignements.

Or, si nous pénétrons aussi profondément qu'il nous est aujourd'hui donné de le faire dans l'histoire de l'humanité; si nous consultons les traditions les plus anciennes qui nous aient été transmises; certes ce n'est pas le hasard que nous verrons présidant aux découvertes scientifiques, et les enregistrant, sous forme de signes transmissibles, pour les générations futures : ce n'est certes pas l'instinct de connaître que nous verrons poussant les générations vers des mondes nouveaux, à travers des déserts en apparence infranchissables, à travers des obstacles qui semblent insurmontables à tout effort humain. Lisez, Messieurs, ce qui nous a été conservé de l'histoire de ces nations barbares, de ces peuplades sauvages qui habitaient, il y a quatre mille ans, le sol de notre Europe : — de ces hommes pour lesquels chaque être de la nature, chaque étoile du firmament, chaque arbre de la forêt, était une puissance mystérieuse : de ces hommes pour lesquels la voix des dieux mêmes parlait dans chaque bruit de la nature, depuis les murmures du vent jusqu'aux éclats du tonnerre: de ces hommes si profondément ignorants, qu'ils ne soupçonnaient même pas les révolutions du ciel, et qu'ils croyaient que les astres qui disparaissaient sous l'horizon allaient s'éteindre à jamais dans un abîme éternel, et qu'à chaque aube naissante naissait au ciel un nouveau soleil : — lisez ces traditions, Messieurs ; et vous comprendrez comment, dès l'origine des sociétés humaines, des institutions scientifiques, organisées à un point de vue social, ont répondu à un besoin immense de prévoyance et de conservation sociales; et vous verrez que, dès l'origine, la science a eu ce but même que nous lui assignons aujourd'hui :—établir une prévoyance à l'égard des phénomènes à venir, en observant et en coordonnant les phénomènes accomplis.

Nous ne chercherons pas à démontrer que la prévision a toujours été le but de la science par l'histoire des sciences astronomiques; car là ce but est par trop manifeste, et nous avons trop évidemment raison. Nous ne chercherons pas à prouver, non plus, que les premières observations scientifiques dont nous ayons connaissance ont été faites et recueillies par des institutions scientifiques organisées dans ce but, en traçant l'histoire des grandes institutions religieuses des Hindous et des Egyptiens; car là encore il n'y a pas de doute, il n'y a pas de discussion, possibles. Nous prendrons des peuples plus voisins de nous, les peuplades peslagiques ;

et nous choisirons la science même qui nous intéresse
le plus spécialement ici, la médecine. Les peuples
peslagiques qui, suivant toute probabilité, habitè-
rent les premiers le sol de la Grèce, descendaient, selon le dire unanime des historiens, de ce vaste centre
qui peupla d'abord le plateau central de l'Asie, et dont
les irradiations s'étendirent ensuite sur tout le monde
connu. Mais ils s'étaient détachés du centre primitif long-
temps avant cette grande rénovation sociale qui donna
naissance aux doctrines religieuses et scientifiques que
nous étudions aujourd'hui sous le nom de *Doctrines Brah-
maniques*. Aussi emportèrent-ils avec eux, dans les forêts
encore vierges de l'Europe, leurs traditions, leurs
croyances, leurs institutions primitives ; et ce sont ces
différents monuments, encore mal explorés aujourd'hui,
qui constituent pour nous l'histoire des peuples celtiques.

Les Peslages se développèrent donc sur le sol de la Grèce
dans toute l'intégrité de leurs croyances primitives, jusqu'à l'époque où la rénovation sociale, qui s'était opérée
dans les Indes et qui s'était étendue jusqu'à l'Egypte,
vint pénétrer dans le centre même des nations celtiques.
C'est à cette époque que commencent d'habitude nos histoires de la Grèce ; et nos connaissances les plus positives sur les institutions sociales des Peslages sont puisées
dans les traditions qui ont été recueillies, et qui nous ont
été transmises, par les premiers historiens de ces nombreuses migrations successivement parties de l'Asie, de
l'Egypte et de la Phénicie. Or, nous apprenons que, chez
les Peslages, les maladies étaient considérées comme des
punitions infligées aux hommes par les dieux, en expiation des fautes qu'ils avaient commises ; et que les prières
et le jeûne étaient regardés comme les seuls moyens
propres à fléchir la colère divine, et à obtenir la rémission
des châtiments infligés. Mais le mode suivant lequel le sacrifice était offert, et le signe divin auquel on reconnais-

sait que ce sacrifice avait été accepté, sont deux termes
également importants à étudier dans l'intérêt qui nous
occupe, et sur lesquels la multitude des documents qui
nous ont été conservés ne peuvent laisser aucune incertitude. Le malade était apporté jusqu'à l'entrée du lieu
saint : tous les signes extérieurs de la vengeance céleste
qui étaient manifestes en lui, ou, en d'autres termes,
tous les symptômes de sa maladie, étaient inscrits avec
le plus grand soin sur des tablettes, qui s'appelaient
alors des *Tables votives* et qu'aujourd'hui l'on nomme-
rait des *Cahiers d'observations*. L'on y inscrivait aussi les
inspirations curatives que, selon la croyance, les dieux
ne manquaient pas de donner aux malades, lorsqu'ils
étaient fléchis par la prière. Or, quelles étaient ces inspirations curatives ? c'étaient ces sensations instinctives que
les médecins consultent encore aujourd'hui, ces appétences particulières dont la satisfaction, dans les cas
pathologiques les plus ordinaires, suffit à la guérison.
Sans l'attention que provoquait la croyance religieuse,
jamais on n'eût remarqué ces appétences instinctives,
jamais on n'en eût tenu compte de manière à en faire le
fondement d'une doctrine thérapeutique. D'autres fois,
le prêtre offrait aux dieux un sacrifice expiatoire, et
prescrivait au malade certaines pratiques religieuses qui,
le plus souvent, étaient de nature à agir avec une grande
intensité sur son système nerveux, et qui étaient répétées
jusqu'à ce que le malade, affaissé sous ces émotions sans
cesse croissantes, tombât dans un état d'assoupissement
profond. Alors, si le sacrifice était accepté, les dieux
révélaient au malade dans un songe les moyens thérapeutiques qu'il devait employer pour obtenir la guérison ; et
ces moyens, ainsi que les effets qu'ils avaient déterminés,
inscrits par le prêtre sur la table votive, complétaient
l'observation.

Un très grand nombre d'observations ont été ainsi recueillies, plusieurs d'entre elles sont parvenues jusqu'à nous; et l'on comprend comment les prêtres, possédant entre leurs mains une semblable collection de documents, ont pu acquérir une certaine expérience médicale, et établir pour leur usage la nosologie pratique la mieux fondée en principe — une classification des maladies par les agents thérapeutiques que réclame la guérison de celles-ci. Quant à l'efficacité même des agents thérapeutiques qui étaient ainsi découverts ou révélés, on comprend que, dans un grand nombre de cas, elle a dû être complète; car, dans la grande majorité des affections des voies intestinales qui sont encore aujourd'hui si graves et si fréquentes, les manifestations de l'instinct offrent les indications les plus précieuses; et il est évident que l'instinct des malades, réveillé par l'appareil imposant d'un sacrifice religieux, a seul dicté ces premiers essais de thérapeutique.

Tels furent, Messieurs, à n'en pouvoir douter, les premiers prodrômes de la science médicale.

Ainsi, quel que soit le point de vue sous lequel nous envisagions la question, nous arrivons toujours à une seule et même conclusion; et nous trouvons que : —

La science a pour but de prévoir, c'est-à-dire, de coordonner les phénomènes de manière à en découvrir l'ordre de succession et la loi de génération.

Cette définition de la science nous donne celle de la fonction que la science accomplit parmi les divers modes de l'activité humaine. La science ayant pour but de prévoir, il est évident qu'elle ne travaille pas pour elle-même; car il serait absurde d'admettre qu'un système de prévoyance fût organisé en vue de lui-même. La science travaille donc pour une fin qui lui est étrangère; et, par conséquent : —

Toute œuvre scientifique est nécessairement une œuvre de dévouement : —

Toute œuvre scientifique qui ne conclut pas, directement ou indirectement, à une pratique quelconque, est nécessairement une œuvre morte.

Présentons ces deux conclusions sous une forme qui soit plus propre à en faire ressortir toute l'importance.

Tout mouvement complet se décompose chez l'homme en trois temps successifs et entièrement distincts : l'homme désire ou veut : l'homme raisonne : l'homme agit. En d'autres termes, tout acte humain, qui se réalise au dehors dans un fait accompli , suppose nécessairement trois opérations différentes, et qui sont intimement liées aux manifestations essentiellement successives de l'activité humaine. En effet, pour que l'homme, agissant librement, puisse accomplir un acte quelconque, il faut nécessairement qu'il ait *voulu* cet acte, et qu'il se le soit proposé comme but ; la liberté morale de l'homme est à ce prix. Mais, entre l'opération spirituelle en vertu de laquelle l'homme *veut* un but déterminé, et l'opération matérielle en vertu de laquelle il accomplit les actes que ce but commande, il intervient, de toute nécessité, une troisième opération purement intellectuelle, en vertu de laquelle l'homme coordonne les divers actes particuliers qu'exige le but définitif qu'il se propose d'atteindre : c'est cette opération intermédiaire que nous nommons le *raisonnement*.

Or, ce que nous venons de dire pour l'homme individuel est également vrai pour une association, si nombreuse qu'elle soit, cela est vrai pour une société tout entière.

Et en effet, Messieurs, là ou il n'existe pas un but commun, il n'existe pas non plus d'association possible, il n'existe pas de nation. Pour la nation comme pour l'individu, la réalisation du but suppose une coordination méthodique d'actes distincts et successifs ; et les institutions scientifiques socialement organisées sont appelées à réaliser pour les nations ce que la logique humaine réalise

pour l'individu. — Parce que la fonction de l'humanité
tout entière est une ; parce que le but que toutes les nations
humaines doivent atteindre est un ; et parce que la science,
étudiée au point de vue le plus général, n'est que la coordination de tous les moyens nécessaires pour accomplir
cette fonction et pour atteindre ce but ; il suit nécessairement que la science est une. — Parce que la fonction générale de l'humanité suppose une pluralité de fonctions
spéciales ; parce que chacune de ces fonctions spéciales engendre une spécialité scientifique distincte ; il suit nécessairement que la science générale se décompose en une
pluralité de sciences spéciales, qui sont entre elles dans
le rapport même des fonctions qu'elles accomplissent, et
qui sont liées les unes aux autres par un lien qui n'est
autre que le but unique dont elles sont les fonctions
diverses. — Enfin, parce que l'accomplissement de la
fonction que l'humanité est appelée à remplir sur cette
terre, nécessite la connaissance complète du milieu dans
lequel l'humanité agit; et parce que la connaissance de ce
milieu suppose la coordination méthodique de l'ensemble des phénomènes dont ce milieu se compose ; il suit
encore, que chaque spécialité scientifique est appelée à
coordonner tous les phénomènes d'un même ordre, de
manière à en découvrir la loi de génération, afin qu'il soit
possible à l'activité humaine de les faire servir à la
réalisation d'un seul et même but.

Ainsi nous nous trouvons conduits à ces considérations
fondamentales qui sont de la plus haute importance dans
la philosophie des sciences : —

La science travaille pour un but qui est placé en dehors de la science elle-même : ce but, c'est l'accomplissement de la fonction de l'humanité sur la terre.

L'accomplissement de cette fonction ne peut être atteint que par des réalisations successives; et ces réalisations ne sont possibles pour l'homme qu'à la condition de

connaître l'ordre de succession et la loi de génération des phénomènes au milieu desquels l'humanité est appelée à agir.

Chaque science spéciale a pour fin d'arriver à cette connaissance à l'égard d'un ordre spécial de phénomènes : les sciences spéciales ne sont ni plus ni moins distinctes que les successions phénoménales elles-mêmes.

Toutes les sciences spéciales étant des fonctions d'un même but, il suit que le rapport encyclopédique de toutes les sciences doit être nécessairement donné par le but même dont elles sont fonctions.

Le but de la science étant de servir à l'accomplissement de l'œuvre de l'homme sur la terre; et chaque science spéciale étant une fonction déterminée de ce but; il suit que toutes les sciences doivent être *actives;* et par conséquent toute science qui ne conclut pas à une pratique, *toute science, qui ne met pas dans la dépendance de l'homme un ordre déterminé de phénomènes,* est une science morte.

Le but de la science étant placé en dehors d'elle-même, et chaque spécialité scientifique étant un moyen de ce but, il suit que l'œuvre de tout savant véritable est essentiellement une œuvre de dévouement.

Ces différentes propositions, Messieurs, nous permettent d'envisager l'histoire générale des sciences d'un point de vue nouveau, et que nous ne sachions pas avoir été développé dans aucune des histoires que nous possédons du progrès et du développement des connaissances humaines.

De ce que la science est ainsi envisagée comme l'un des moyens essentiels du but que l'humanité est appelée à accomplir sur cette terre; — de ce que la science se lie ainsi intimement à la destinée fonctionnelle de l'homme :—il suit, que toutes les fois que les croyances humaines ont subi des modifications profondes, toutes les fois qu'une parole nouvelle est venue assigner à l'activité humaine une nouvelle destination, la science elle-même a nécessairement dû être profondément modifiée. Car le moyen est intimement lié au but; l'instrument est essentiellement coordonné du point de vue de l'œuvre. Or, l'histoire de la science tout entière démontre qu'en effet il en a constamment été ainsi.

Nos histoires classiques, vous le savez, Messieurs, ne remontent guère au-delà des temps héroïques de la Grèce; et l'histoire des sciences en général n'est trop souvent que l'histoire des éditions successives qui ont été publiées des œuvres de Platon et d'Aristote, depuis le siècle d'Alexandre jusqu'à l'époque que l'on appelle d'ordinaire l'époque de la renaissance des lettres. Quant aux origines de la science grecque, il en est rarement question; et ce n'est guère que dans ces dernières années que des recherches historiques un peu étendues ont démontré, que les origines assignées par les Grecs à leurs découvertes scientifiques étaient aussi inexactes, que celles qu'ils assignaient à leurs différentes nationalités étaient fabuleuses.

La science des Grecs vint tout entière de l'Égypte et de l'Inde, de l'Inde surtout; et ce fut dans les écoles théologiques de l'Hindoustan que les philosophes grecs allèrent puiser toutes ces doctrines philosophiques, si singulières et si contradictoires alors qu'on les étudie isolées, et qui pourtant s'expliquent si facilement alors qu'on les déduit de leur source commune, les discussions religieuses que le protestantisme Bouddhique souleva contre les doctrines religieuses orthodoxes. Cette filiation est démontrée dans la généralité, d'une manière irréfragable, par les nombreux travaux qui ont été récemment publiés sur les théogonies indiennes; mais il serait facile de la démontrer d'une manière également complette jusque dans ses plus minimes détails. Il nous serait facile, par exemple, de prouver que l'immense savoir d'Aristote n'était guère que le savoir d'un compilateur habile qui, pour ses immenses recherches, pouvait disposer librement des armées partout victorieuses d'Alexandre le Macédonien; et peut-être ne serait-il pas très difficile de montrer, par la comparaison même des textes, que les parties les plus importantes de l'œuvre d'Aristote se trouvent dans des livres hindous publiés plus de quinze cents ans avant l'époque où écrivait le philosophe de Stagyre.

Or la science hindoue, comme la science de l'Égypte, était tout entière coordonnée du point de vue d'un but d'expiation religieuse. Elle émanait directement du dogme de la Chûte; et ce dogme proclamait, que toutes les formes vivantes sur la surface de cette terre avaient été créées par Dieu, afin que des intelligences primitivement pures, mais déchues de leur pureté première, pussent expier sous ces formes corporelles les fautes que dans leur vie antérieure et spirituelle elles avaient commises (1). Ainsi sous chaque forme organique existait une ame qui expiait une faute; et la hiérarchie des formes répondait à la hiérarchie des fautes commises, à la hiérarchie des expiations accomplies. Une ame expiait dans chaque forme humaine, une ame expiait dans chaque forme animale, une ame expiait dans chaque arbre de la forêt; et, chose remarquable, cette théorie de l'expiation hiérarchique avait donné aux théologiens de l'Inde une classification sérielle et progressive des êtres organisés, qui ne

____

(1) L'EUROPÉEN : 2ᵉ série. Tom. II. nᵒ 2. page 43. *Recherche historiques sur les origines st sur les premiers développements de la science*, par le docteur CERISE.

s'éloigne pas autant qu'on pourrait le croire, au moins dans les généralités, de la série aujourd'hui adoptée par les naturalistes.

Cette conception scientifique véritablement encyclopédique donnait naissance à deux considérations générales sur l'ensemble des phénomènes de notre monde que nous allons brièvement indiquer.

La science incrédule et matérialiste des Grecs était, dans les conclusions et les principes, identique à celle des Hindous; seulement la pensée religieuse qui avait engendré celle-ci ne se trouvait plus nettement formulée dans celle-là. Là où les théologiens de l'Inde avaient placé comme principes de mouvement des activités déchues qui expiaient, les philosophes de la Grèce placèrent des essences immuables, éternelles, incorruptibles; et il y eut pour eux exactement autant d'essences distinctes déposées dans la matière, qu'il y avait de mouvements distincts dans l'ordre phénoménal du monde. De ce que ces essences étaient, par leur nature même, éternelles, immuables et incorruptibles, et de ce qu'elles étaient en outre la cause essentielle de tous les phénomènes, il suivait, comme conséquence nécessaire, que l'ordre phénoménal actuel était immuable et éternel dans la généralité comme dans les détails, et que tout mouvement s'accomplissait dans un cercle complet. Il s'ensuivait aussi, que la science grecque devait traduire son but dans cette formule générale :—« *Constater le nombre et la nature des essences distinctes qui existent dans la matière,* » — comme la science hindoue posait pour but à l'activité scientifique de l'homme :—« *De déterminer le nombre et la nature des intelligences déchues qui expient sous formes corporelles.* »—Évidemment, dans l'une ou l'autre de ces deux conceptions générales, il était complètement impossible d'admettre que l'activité intellectuelle de l'homme pût jamais intervenir dans l'ordre phénoménal de manière à y opérer des transformations (1).

La science grecque était donc, comme la science hindoue, essentiellement immobile et circulaire; et cela est tellement vrai, que nous voyons un grand nombre de philosophes hindous, et d'après eux Platon lui-même, déclarer complètement indignes du nom de *Sciences* toutes celles qui concluent directement à une pratique quelconque.

Mais le dogme de la Chûte concluait non moins directement à une considération générale sur l'ensemble du phénomène astronomique — considération que nous voyons également dominer dans la science ancienne. En effet, dans les doctrines philosophiques de l'Inde, de l'Egypte et de la Grèce, la terre était immobile au centre du monde, et les astres et les sphères célestes tournoyaient sans cesse autour d'un axe stable qui passait par ce centre. Cette conception générale, qui du reste n'était que l'expression exacte du phénomène observé, et qui faisait du globe terrestre le centre et le but du monde, était dans une concordance parfaite avec une doctrine religieuse qui envisageait la terre comme le champ, ou le lieu, sur lequel s'accomplissait la grande œuvre de l'expiation qui était la fin de toute créature; et qui, par conséquent, envisageait tous les autres éléments de notre monde comme des fonctions de cette même œuvre, et, partant aussi, de notre terre elle-même. La terre devenait ainsi le but définitif et le centre de la création, et par conséquent aussi, le but définitif et le centre de l'univers. Aussi cette donnée générale dut-elle être universellement adoptée; et si Pythagore enseigna, dit-on, que la terre et les planètes tournaient autour du soleil im-

(1) Voyez, dans *l'Européen*, un mémoire sur le but de l'histoire, par M. P.-C. Roux.

mobile ; si Aristarque, astronome de l'école d'Alexandrie, renouvela plus tard la doctrine de Pythagore ; si Nicetas put avancer que la rotation évidente du ciel dans un sens déterminé pouvait s'expliquer par une rotation de la terre elle-même dans un sens inverse ; il est évident que toutes ces propositions ne pouvaient et ne devaient être envisagées que comme des paradoxes brillants , en contradiction complète avec les formules les plus générales et les plus absolues de la philosophie des sciences, et qui ne commandaient même pas de vérification directe. Ainsi en fut-il en effet ; et la doctrine de Ptolomée, qui était en concordance complète avec la doctrine philosophique générale , et qui expliquait mieux que toute autre les anomalies que présentaient les trajectoires irrégulières des planètes , fut et dut être nécessairement adoptée. Aussi tous les efforts des astronomes grecs tendirent-ils exclusivement à faire concorder les mouvements apparents des planètes avec ceux que leur assignait la théorie en entassant courbe sur courbe , épicycle sur épicycle , jusqu'à ce qu'enfin le nombre effrayant d'épicycles accumules l'un sur l'autre eût rendu le problème astronomique complètement inextricable.

Tel fut, autant qu'il nous est permis de l'exposer ici , l'aspect le plus général de la science grecque ; telles en furent aussi les origines. Et, comme vous le voyez, Messieurs, cette esquisse offre une confirmation remarquable de la proposition que nous tenons à démontrer; à savoir : —

Que la parole révélée, qui vient assigner à l'activité humaine une destination, imprime en même temps à tout l'ensemble des connaissances humaines des modifications ineffaçables.

Cette démonstration deviendra plus complète, nous l'espérons, lorsque nous aurons indiqué les différentes transformations que les doctrines chrétiennes ont dû nécessablement amener dans cette conception scientifique générale.

Le dogme chrétien de la Rédemption vint renverser jusque dans ses bases mêmes, tout l'édifice de la science ancienne ; car, religieusement, il n'était plus ni permis ni possible d'affirmer que toutes les formes vivantes avaient été créées pour que des intelligences déchues y vinssent expier leurs fautes et récupérer leur pureté première, dès qu'il eut été dit, que ce but avait été atteint par le sacrifice volontaire et le dévouement absolu de Jésus-Christ. Mais en même temps que le dogme de la rédemption fermait la voie de la science antique, et mettait à néant toute la science hindoue de l'expiation et toute la science grecque qui en dérivait immédiatement, l'Évangile ouvrait à la science humaine une voie immense et complètement nouvelle, voie qui doit conduire l'homme à toutes ses conquêtes futures, à la domination même du monde. Car il a été dit :—« *Le monde vous a été donné pour votre domaine ;* »—ou, en d'autres termes : — « *L'activité humaine peut intervenir dans l'ordre phénoménal actuel de manière à y opérer des transformations.* » — Ainsi l'activité scientifique de l'homme se trouvait virtuellement circonscrite dans une formule générale semblable à celle-ci :—« *Rechercher l'ordre dans lequel les phénomènes se succèdent, et les lois qui en régissent la succession, afin qu'il soit possible à l'activité humaine d'intervenir dans cette succession pour la modifier dans un but déterminé.* »—

Ainsi, tandis que la science païenne était essentiellement *passive, circulaire et stérile*, la science chrétienne devenait au contraire essentiellement *active et féconde* ; et tandis que Platon, au nom de la doctrine grecque, regardait comme indignes du nom de *Sciences* toutes celles qui concluaient directement à une pratique quelconque, Van Helmont, Bacon, Descartes, Campanelle, etc., au

nom de la doctrine chrétienne, appelaient *Sciences mortes*
toutes celles qui ne concluaient pas.

Mais, en même temps qu'elle ouvrait une direction scientifique nouvelle, la doctrine chrétienne permettait aussi
de formuler une conception nouvelle sur l'ensemble du
phénomène astronomique. Puisque l'homme n'avait pas
été créé dans un but d'expiation, et que pourtant il avait
été créé actif et libre, il suivait nécessairement que
l'homme avait été creé dans un but d'activité. Dès-lors
l'humanité devenait *fonction* du monde; mais dès-lors
aussi la terre elle-même devait être conçue comme fonction du système planétaire. Alors, mais alors seulement,
il fut permis d'affirmer dogmatiquement, comme un
principe parfaitement conforme à la philosophie générale
des sciences, que notre planète, loin d'être le but et le
centre unique du système du monde, n'était elle-même
que l'une des fonctions multiples de l'œuvre de Dieu.
Alors les travailleurs et les hommes de foi purent entrer
hardiment dans cette nouvelle voie ouverte devant eux.
Alors Copernic put affirmer formellement que la terre
tournait sur son axe, et circulait comme toutes les autres
planètes autour du soleil immobile au centre du monde :
et cette proposition, paradoxale à l'époque de Pythagore,
d'Aristarque, de Nicétas, recevait maintenant, de la conformité qu'elle présentait avec la science générale, une
confirmation qui en commandait la vérification immédiate.
Alors il fut possible de concevoir, que ce mouvement de
la voûte céleste, manifeste pour tous les yeux, évident
pour toutes les convictions, confirmé et surabondam-
ment démontré par la tradition universelle de l'humanité
tout entière, n'était réellement qu'un phénomène illusoire produit par une rotation de la terre en sens opposé.
Alors, et alors seulement, les astronomes purent avoir
une conviction entière et complète dans une proposition
en contradiction manifeste avec le témoignage avéré de

leurs sens. Alors Copernic put user sa vie à acquérir la
démonstration scientifique d'un théorème, et à établir
que la trajectoire, en apparence si anomale, des planètes
était parfaitement régulière, et que la précession des
équinoxes dépendait d'un mouvement extrêmement lent
de l'axe terrestre. Alors Galilée put subir la persécution
au nom d'une conviction scientifique, et s'affermir dans
sa foi en découvrant les satellites de Jupiter et les phases
de Vénus. Alors Képler, le plus grand des astronomes
parce qu'il fut l'homme le plus fermement croyant, put
consumer trente années d'une vie merveilleusement la-
borieuse à découvrir une harmonie dont il était convaincu
d'avance, et s'abîmer dans des calculs qui effraient l'i-
magination pour démontrer des rapports de l'existence
desquels il était d'avance certain. Alors il fut permis de
concevoir, qu'il existait une force, inconnue en son essence,
qui liait dans un même ensemble harmonique le satellite
à sa planète, la planète à son soleil, et tous les soleils
entre eux dans toute l'immensité de l'espace : de telle sorte
que chaque élément de l'univers devenait fonction de
l'ensemble—fonction tellement intégrante, tellement essentielle, qu'il ne peut survenir dans un seul de ces éléments une seule perturbation, si minime qu'elle soit,
qu'elle ne se traduise dans toute l'immensité de l'espace
par d'innombrables oscillations dont les périodes et les
durées sont proportionnelles à l'énergie des puissances
perturbatrices : de telle sorte encore, que, s'il était donné
à l'homme de modifier la trajectoire du globe qu'il
habite, il imprimerait par cela même une modification
dans le système solaire tout entier :—conception gigan-
tesque dont la formule newtonienne établit la rigoureuse
exactitude, et qui était à tout jamais interdite à la science
ancienne.

Ainsi deux considérations générales nouvelles nous
paraissent avoir servi de bases à tous les grands travaux

scientifiques des temps modernes : et ces considérations
les voici encore une fois : —

Le but de la science est de permettre à l'activité de
l'homme soit de prévoir, soit d'intervenir dans les successions phénoménales, afin d'en déterminer la modification ;
et le moyen de ce but, c'est la découverte de l'ordre de
succession et de la loi de génération des phénomènes.

Tous les êtres créés sont des fonctions d'un même but ;
et, dans chaque être pris en particulier, chaque organe spécial est l'instrument d'une fonction spéciale qui
concourt, elle aussi, à la fonction générale de cet être.

C'est parce que Bacon donna une grande publicité
aux efforts qui de son temps tendaient à engager la
science dans cette voie nouvelle, qu'il passe pour l'inau-
gurateur des sciences modernes : c'est parce que Descartes posa le premier une formule scientifique en rapport avec ces considérations, et qu'il affirma que « dans
le monde matériel créé par Dieu, il n'y a que de la matière, plus du mouvement ; » que Descartes est considéré
comme le plus grand savant que la science puisse nommer :
et c'est parce que Kepler *pressentit* et la direction scientifique nouvelle, et la formule générale posée par Descartes et celle même de Newton, et qu'il les appliqua d'a-
vance à la détermination des phénomènes astronomiques ;
c'est pour cela, disons-nous, que Kepler est le plus
grand astronome dont l'histoire fasse mention.

Or, ces considérations, Messieurs, nous en avons la
conviction profonde, sont d'origine essentiellement chrétienne ; et certes vous partagerez à cet égard notre conviction, si, comme nous, vous délaissez les esquisses imparfaites qui ont été tracées du progrès des connaissances humaines pour aller en étudier l'histoire là où
elle existe véritablement : — à savoir, dans les hardis travaux des grands inventeurs eux-mêmes. Con-
sultez dans toutes les directions scientifiques ces œuvres

admirables qui font époque dans l'histoire des hommes :—
lisez Campanelle, Bacon et Descartes : Copernic, Galilée
et Kepler : Van Helmont, Stahl et Paracelse :—lisez les
discussions de Leibnitz et de Newton : et vous comprendrez alors par quelle série de raisonnements tous ces
grands hommes ont été amenés sur le terrain des découvertes ; et vous comprendrez alors comment la considération
du but engendre la méthode ; et vous aurez l'intelligence de ces haines vivaces, de ces haines à la fois
philosophiques, religieuses et scientifiques, qui animaient tous les grands novateurs contre les fauteurs de
la science païenne ; et vous saisirez le sens véritable de
ces imprécations si communes au xviie siècle, et qui nous
semblent aujourd'hui si neuves et si étranges :—« Maudit
sois-tu, insensé Stagyrite, parce que, après deux mille
ans, tes doctrines fatales viennent encore aujourd'hui
semer de sel, comme une terre maudite, ce champ si fertile de la science, qui devrait aujourd'hui porter les plus
riches fruits de la parole chrétienne ! »—

Il ne faut pas oublier toutefois, que l'histoire de ces
grandes luttes qui s'engagèrent dans le xvie siècle, et qui,
en définitive, fondèrent la science moderne, présente
un certain nombre de faits qui, au premier aspect, peuvent sembler singulièrement contradictoires aux doctrines
que nous maintenons ici. Ainsi il s'est souvent trouvé, que
ceux-là même qui étaient le plus directement préposés à
l'enseignement des doctrines chrétiennes, se montrèrent
réellement les plus zélés et les plus puissants défenseurs
de la science grecque ; et les persécutions que subirent
les créateurs de l'astronomie moderne sont trop présentes
à votre mémoire pour qu'il soit nécessaire de vous les rappeler. C'est ici surtout qu'il importe de pénétrer dans les
profondeurs mêmes de l'histoire, et de ne point s'arrêter à
l'apparence extérieure et superficielle des faits.

Ceux qui les premiers tentèrent de fonder, au milieu

du monde romain, une société chrétienne, durent nécessairement accepter le terrain même qui leur était donné,
et qu'ils avaient mission de transformer. Ainsi en fut-il en
effet ; et l'histoire tout entière des nations modernes nous
présente sans cesse, comme fait fondamental, la transformation d'institutions d'origine exclusivement romaine,
sous l'influence de doctrines politiques d'origine exclusivement chrétienne. Dans cette œuvre de transformation
politique, les erreurs fondamentales n'étaient guère à
craindre; car les novateurs étaient incessamment appelés
sur le terrain même de la pratique, et l'expérience directe
mettait aussitôt en saillie les erreurs qui avaient échappé
à l'argumentation logique. Mais si, dans le domaine politique, ils durent forcément accepter les institutions de
Rome, ils durent nécessairement aussi accepter, dans le
domaine scientifique, les sciences de la Grèce ; car c'était
sur ce terrain-là que se placèrent exclusivement les adversaires du christianisme ; et, pour que la discussion
contre eux fût concluante, fût possible même, il fallait
qu'elle fût portée sur le terrain même où ils étaient placés.

Or, l'erreur qui, ainsi que nous l'avons déjà observé,
était presque impossible dans le domaine politique, se
trouvait ici, au contraire, presque inévitable. En effet, les
discussions, que les fondateurs du catholicisme eurent à
soutenir contre les adversaires du christianisme, furent
toujours, et sans exception aucune, des discussions théologiques ; et, ainsi que Bacon l'a si bien démontré, les
méthodes syllogistiques d'Aristote, qui supposent toujours
que les prémisses sont données ou connues, s'adaptent
parfaitement à la science théologique dans laquelle, en
effet, toutes les données fondamentales sont fournies par
le dogme révélé lui-même. Ainsi, tandis que d'une part
les premiers chrétiens étaient appelés à modifier incessamment les formes politiques romaines pour arriver à
une organisation qui répondît directement à leur but

nouveau, et pour faire face aux guerres incessantes que l'hérésie leur suscitait, ils se trouvaient d'autre part de plus en plus resserrés dans le cercle fatal de la science grecque par les discussions théologiques qu'ils eurent à soutenir contre ces mêmes hérésies. Et il en advint enfin, que la grande majorité des théologiens se firent Aristotéliciens purs; et qu'ils se présentèrent comme obstacle à tous ceux qui voulaient rompre violemment avec les méthodes scientifiques d'Aristote.

C'est ainsi que s'explique cette apparente contradiction que présente l'histoire scientifique du seizième siècle : — contradiction que nous n'avons point voulu laisser passer inaperçue, de peur qu'elle ne devînt un jour pour vous un sujet de doute sur la complète généralité des considérations que nous venons de développer devant vous.

Messieurs, nous croyons avoir établi, d'une manière suffisamment rigoureuse et complète, la définition que nous avons donnée de la science. Nous vous avons montré en effet, que la science, envisagée soit comme effet d'une faculté individuelle de l'homme, soit comme fonction sociale, ne pouvait avoir d'autre motif et d'autre fin, que de prévoir; nous vous avons montré historiquement qu'elle n'en avait jamais eu d'autres; enfin, nous vous avons fait voir que c'était dans la considération du but même de la prévoyance que résidait le secret des grandes transformations qu'elle a subies. Il nous reste maintenant à vous montrer les conséquences de cette définition; c'est par là que nous terminerons cette leçon.

Ce n'est pas sans motif, Messieurs, que nous avons employé tant de temps et de soins à résoudre une question où ordinairement l'on en apporte si peu. Nous avons voulu assurer cette définition, de manière à ce qu'elle fût définitivement acquise et qu'elle obtînt la valeur d'un axiome incontestable : en effet, à nos yeux, une

bonne définition doit nous faire connaître le sujet en lui-
même, de telle manière que nous puissions en faire sortir
toutes les parties qui composent ce sujet, dans l'ordre
même de leurs rapports logiques ; une bonne définition
doit, en philosophie, remplir la même fonction qu'accomplit une *loi de génération des phénomènes* dans une
spécialité quelconque, c'est-à-dire être partout présente,
et nous conduire aussi facilement de l'ensemble aux
détails, que des détails à l'ensemble ; elle doit enfin
donner une direction assurée à l'activité scientifique.
Or, telles sont, nous le croyons, les propriétés de la
définition que nous avons proposée ; elle sera la formule
générale qui nous servira à saisir et à mettre en ordre
toutes les questions qui doivent entrer dans cette introduction.

En effet, de ce que la science a pour but de prévoir,
il y a à déduire, non seulement qu'elle doit être active
et incessamment progressive, non seulement qu'elle a
toujours pour fin une pratique, mais encore que la pratique ou l'expérience, qui est une autre espèce de pratique, sont les moyens essentiels dans lesquels on doit
chercher la vérification des découvertes scientifiques.

Or, Messieurs, dans les sociétés il y a deux espèces
de pratique ou deux modes d'activité autres que celle
de la science, savoir : la pratique morale et la pratique industrielle, la science a directement pour but ces deux ordres de pratiques : dans l'une, elle tend surtout à conserver
la société ; dans l'autre, surtout à conserver l'individu.
Toutes les fois donc qu'une donnée scientifique conclura
contre la morale ou nous trompera dans notre activité
industrielle, elle sera vérifiée fausse. Continuons :

L'idée de prévoir suppose trois espèces de certitudes ;
savoir : celle du but même définitif pour lequel on agit ;
celle de la constance des phénomènes dont on s'occupe ;
enfin celle des moyens même d'étudier, de connaître et

de classer ces phénomènes. Ainsi, dans une introduction telle que celle-ci, il y aurait lieu de s'occuper de la certitude du but assigné aux hommes en général; de la constance du phénomène dans lequel nous vivons : et des méthodes scientifiques.

De ce que chaque science spéciale est l'art de prévoir dans l'ordre des phénomènes qui la concerne, il s'en suit qu'il faut connaître ces phénomènes. Or, les phénomènes auxquels la science s'applique ne dépendent pas de nous; d'où il résulte que les fondements de l'art de prévoir n'ont rien d'arbitraire, et que cet art ne peut émaner que de la connaissance du rapport que les phénomènes ont entre eux, et de la puissance relative qu'ils présentent.

Non seulement les phénomènes sont indépendants de notre volonté; mais ils tiennent tous les uns aux autres comme les parties d'une machine immense, nécessaires les unes aux autres. Il résulte de là que la science doit en connaître l'ensemble, et qu'elle ne peut savoir le détail qu'à condition de connaître cet ensemble.

Il faut donc pour prévoir avoir une idée de l'ensemble, connaître le lien qui unit une partie à l'autre, et connaître ces parties : en effet, tout homme qui apprend ou pratique une science a une vue d'ensemble, seulement il le sait ou ne le sait pas.

Comment atteindre ce résultat? Vous savez tous que toutes les sciences se tiennent; et vous savez tous que la plus longue vie suffit à peine pour en acquérir à fond une seule.

On atteint ce résultat par le moyen des constructions encyclopédiques; celles-ci ont pour but de présenter la généralité, les liens, et par conséquent de montrer toujours comment les spécialités se touchent.

Mais il résulte aussi de ces considérations, qu'une encyclopédie, pour être bonne, doit être un calque du monde lui-même.

La conclusion de ce que nous venons de dire, c'est que l'on ne peut posséder réellement une branche des sciences, sans posséder auparavant la science encyclopédique.

Nous aurons donc à traiter de la science encyclopédique, et à vous montrer comment la médecine se rattache à une généralité de ce genre; ce sera l'objet de notre *prochaine leçon*.

DEUXIÈME LEÇON.

Des Constructions encyclopédiques.

SOMMAIRE. — Définition du mot Encyclopédie. — La science se crée à elle-même les conditions qui rendent une encyclopédie nécessaire. — But et fonctions d'une encyclopédie. — Il n'y a point aujourd'hui de système encypédique conforme à ce but, propre à ces fonctions. — Toutes les encyclopédies modernes ne sont autre chose que des méthodes artificielles de classification des sciences. — Examen critique des systèmes d'encyclopédie modernes. — Système de Ba-

Messieurs, le mot *encyclopédie* est d'origine grecque,
et l'étymologie même de ce mot — (εν κυκλω παιδευω : *j'enseigne en cercle*) — exprime parfaitement cette forme *circulaire* que nous avons dit être le caractère le plus sail-
lant de la science grecque, c'est-à-dire d'une science
qui se croit achevée, complète, dont on connaît les conclusions dernières dès que l'on en possède le point de
départ, et réciproquement. Aussi, au point de vue étymologique, ce mot devient impropre, alors que l'on s'en
sert pour désigner le but que l'on doit se proposer aujourd'hui dans une classification générale des sciences :
l'usage fréquent que nous devons en faire exige que le
sens et la valeur en soient nettement déterminés.

Ainsi que nous avons défini la science, nous définirons

l'*encyclopédie* du point de vue du but que les constructions encyclopédiques sont destinées à atteindre. Cette
définition demande que nous rappelions à votre souvenir quelques-unes des considérations générales par lesquelles nous avons terminé notre précédente leçon.

Nous avons dit : — Que la science avait pour but de
prévoir, c'est-à-dire, en définitive, de nous donner la
puissance d'intervenir dans l'ordre phénoménal actuel,
soit pour agir sur les phénomènes qui sont à notre portée, afin d'en déterminer ou d'en changer la direction,
soit pour prévoir seulement à l'égard de ceux de ces
phénomènes qui sont hors de notre portée : — Que la
science parvenait à cette fin en coordonnant les phénomènes de manière à en découvrir d'abord l'ordre de
succession, et ensuite la loi de génération.

Il suffit, Messieurs, de faire attention aux procédés
par lesquels on acquiert, soit le premier, soit le second
degré de la prévoyance, comme aux résultats que l'on
retire de ce travail, pour apercevoir comment la science
se crée à elle-même des conditions qui rendent une encyclopédie nécessaire, et pour reconnaître quel doit être
l'usage de celle-ci. En effet, vous savez que c'est l'extrême division de la science, ou plutôt la dispersion de
la matière scientifique en spécialités diverses et multipliées, qui nous oblige à recourir aux constructions de
ce genre. Or, nous allons vous montrer que c'est précisément le travail, par lequel nous acquérons nos moyens
de prévoyance, qui produit cette extrême division.

Pour acquérir le premier degré de la prévoyance, il
faut étudier une succession spéciale de phénomènes ; il
faut la suivre, l'observer à part ; autrement, on ne verrait plus l'ordre de succession. Il est de fait, d'ailleurs,
que la plupart des successions de cette espèce se présentent comme isolées, ayant une origine qu'on ne voit
pas et une conclusion qui échappe aussi aux yeux. Les

nécessités de l'étude, comme les circonstances propres
au fait, obligent donc également à ce travail d'analyse,
et aussitôt que cette succession est connue, elle suffit à
elle seule pour constituer une spécialité particulière.
L'histoire nous apprend que la science a commencé de
cette manière, et que, dans les premiers moments, elle
était composée ainsi d'une multitude de petites spécialités, ne présentant d'autres rapprochements que la nature même des corps qui en étaient l'objet. L'astronomie
se composait d'une multitude de petites connaissances
de ce genre, qui ne présentaient d'autres points de rapprochement que celui de résulter de l'étude des mouvements célestes : on l'appelait alors météorologie. La médecine a été long-temps à cet état ; et ce que l'on y nomme
aujourd'hui empirisme ou expérience pratique, ne représente autre chose qu'une situation scientifique du
même genre, etc.

Lorsque l'on atteint le second degré de prévoyance,
celui qui est fondé sur la connaissance de la loi de génération, on diminue le nombre des spécialités, mais on
ne les supprime pas toutes, et par plusieurs raisons :
d'abord, c'est que l'on ne connaît pas le système universel du rapport des causes entre elles ; c'est que l'on
ne peut pas même le connaître, puisque l'on ne voit de
l'univers qu'une partie infiniment petite ; c'est ensuite
parce que le travail de prévoyance est déterminé par les
besoins que nous en avons, c'est-à-dire par les usages
que nous voulons en faire. Or, ces usages sont spéciaux ;
ils correspondent à notre nature libre, à notre fonction
particulière ; ils sont particuliers, parce que nous-mêmes
nous ne sommes qu'une particularité du monde, et non
ce monde tout entier. Ainsi, tant à cause du but de la
prévoyance qu'à cause de nos moyens d'étude, la pos-
session même du second degré de prévoyance ne peut
conclure à plus qu'à former des spécialités moins nom-

breuses; et, cela pût-il être autrement, ce que je ne
crois pas, il n'en serait pas moins nécessaire aujour-
d'hui de construire une encyclopédie pour diminuer les
inconvénients dans la science, d'une division que nous
ne pouvons contrebalancer autrement, d'une division
qui existe réellement et qui est très nuisible aux progrès
de l'œuvre scientifique.

Une encyclopédie véritable, ai-je dit dans la séance
précédente, doit être un calque du monde ; elle a pour
but de nous présenter non seulement la science telle
qu'elle est, mais telle qu'elle doit être. Pour cela, il faut
qu'elle nous offre non seulement le plan de ce que nous
savons, mais encore le plan de ce que nous ne savons
pas, c'est-à-dire une exposition méthodique des problèmes résolus ; aussi bien que des problèmes à résoudre dans les rapports de mutuelle dépendance qu'ils
ont entre eux.

Pour vous donner, Messieurs, une idée de ce que doit
être une véritable encyclopédie, il me suffira de vous
rappeler quelles sont les propriétés des classifications
usitées en botanique et en zoologie, sous le nom de méthode naturelle ; ce ne sont en réalité rien moins que de
petites encyclopédies spéciales. Vous savez que ces classifications sont le résultat d'un système d'observation et
d'étude dans lequel on s'est proposé pour fin de rapprocher les êtres en raison des similitudes ou des analogies organiques qu'ils présentaient. Or, quelle en a été
la conséquence ? C'est que l'on a rendu manifestes de
cette manière une multitude de lacunes dont on ne se
doutait pas ; que l'on a ouvert une carrière immense aux
hypothèses et aux recherches ; que l'on a enfin rendu
visible une grande et magnifique loi générale, celle des
séries, qu'on soupçonnait à peine auparavant. Les naturalistes ont obtenu ces conséquences avantageuses en
se proposant de faire une classification qui fût un calque

de la nature ; on obtiendra les mêmes avantages dans des proportions plus vastes, en construisant une encyclopédie qui soit aussi, autant que possible, un calque de l'univers, bien entendu que, dans ce dernier travail, il ne s'agit pas de rapprocher les êtres en raison de leurs analogies physiques, car il n'y a nulle analogie entre des corps bruts et des corps vivants, entre l'astronomie, par exemple, et la politique.

Une encyclopédie doit être une classification de toutes nos connaissances, tellement faite qu'elle serve non seulement à tenir constamment présent devant notre esprit le souvenir de l'ensemble scientifique, mais encore qu'elle nous en donne une intelligence complète ; elle doit être pour nous un moyen de reconnaître les lacunes qui existent dans ces connaissances, un moyen de raisonner et de trouver les hypothèses nécessaires pour les recherches destinées à combler ces lacunes ; elle doit enfin être un moyen de certitude, un criterium que nous puissions invoquer à chaque moment pour juger la valeur de nos travaux.

Vous comprendrez facilement, Messieurs, comment il est impossible d'atteindre une telle perfection dans la construction encyclopédique, à moins de se proposer d'en faire en quelque sorte une fidèle image du monde lui-même, si vous consentez pour un moment à vous placer dans la position d'un savant spécial, et à vous demander quels seraient vos besoins au point de vue d'une spécialité. Vous verrez alors que, pour bien connaître une spécialité, il faut connaître les rapports qui unissent le sujet dont elle s'occupe à tous les autres sujets d'étude ; que, pour y bien raisonner, il ne faut pas oublier une multitude de circonstances qui sont étrangères à cette spécialité ; que, pour en bien apprécier les lacunes et les problèmes, il faut être averti des problèmes et des lacunes qui existent en dehors d'elle ou

même en dehors de toute spécialité; que, pour faire des
découvertes, il faut le plus souvent y faire intervenir
des considérations déduites de l'étude d'un ordre de
phénomènes tout différent, car une invention n'est le
plus souvent pas autre chose que la découverte d'un
rapport jusqu'alors inaperçu, etc., etc.

Or, Messieurs, la science moderne ne possède point
d'encyclopédie douée de ces propriétés; il n'y a point
aujourd'hui d'encyclopédie conçue dans le système que
nous venons d'esquisser devant vous; toutes celles que
nous avons sous les yeux, les plus fameuses, comme
celles de Bacon et de d'Alembert, aussi bien que les moins
célèbres, consistent dans des classifications purement
artificielles, faites par une méthode et dans des vues
qui ne ressemblent nullement à celles dont nous vous
entretenons. L'on s'y est exclusivement proposé de disposer les spécialités scientifiques existantes dans un
ordre tel qu'il fût possible de les exposer successivement
sans être obligé à des redites ou à des répétitions trop
nombreuses.

Et qu'est-il résulté de là? C'est que les moyens de
distinguer les spécialités entre elles, ont été aussi arti-
ficiels que la méthode de classification elle-même; en
sorte, en définitive, que nos encyclopédies, au lieu de
représenter l'harmonie admirable qui règne dans l'univers, au lieu de représenter chaque phénomène comme
une fonction de l'ensemble, n'expriment au contraire
que contradiction et désaccord.

Ainsi, Messieurs, on a été conduit, dans la construction des encyclopédies, comme dans la définition des
sciences spéciales, à commettre la faute que l'on avait
déjà commise dans la définition de la science elle-même;
on a procédé du point de vue du passé, et non du point
de vue de l'avenir; on a défini les sciences spéciales du
point de vue des phénomènes que ces sciences avaient

déjà réussi à coordonner, et non du point du but qu'elles étaient destinées à atteindre ; on a construit des encyclopédies *pour classer les connaissances acquises*, et non point *pour engendrer des connaissances nouvelles.*

Mais il faut conclure. Or, la conséquence de ce qui précède, c'est d'abord que toute construction véritablement encyclopédique doit remplir au moins ce double but, savoir : 1° de coordonner toutes les connaissances acquises selon l'ordre même de la valeur fonctionnelle des faits qu'elles représentent, dans l'ensemble universel ; et 2° d'indiquer tout ce qui nous reste à acquérir ; en ouvrant des catégories pour la classification des connaissances futures : c'est ensuite qu'il faut, pour atteindre ces résultats, imiter les botanistes et les zoologistes, abandonner les méthodes artificielles, et recourir à une *méthode naturelle* de classification appropriée à la grandeur de l'œuvre qu'il s'agit d'accomplir. Nul doute, Messieurs, qu'en adoptant cette marche, l'on obtienne des avantages pareils à ceux que l'on a recueillis en histoire naturelle.

C'est à la fécondité dont elle est douée que l'on reconnaît surtout la valeur de la *Méthode naturelle* ; c'est à une fécondité semblable que l'on reconnaîtra la valeur de toute construction véritablement encyclopédique ; une encyclopédie, pour être parfaite en effet, doit être construite de telle sorte que, un phénomène quelconque étant donné, et la position que ce phénomène occupe dans la classification encyclopédique étant déterminée, on puisse, en vertu de cette seule considération, établir les rapports qui unissent ce phénomène à l'ordre phénoménal actuel ; de telle sorte que l'on puisse établir un jour les rapports généraux de l'universalité des phénomènes de notre monde ; de telle sorte que l'on puisse indiquer d'avance tous les ordres de phénomènes qui restent encore à découvrir, ainsi que les spécialités scientifiques nouvelles à

créer. Une telle encyclopédie serait à l'ensemble des phénomènes précisément ce qu'est à l'universalité des êtres
organisés la méthode naturelle. Or, nous croyons qu'une
semblable construction encyclopédique est aujourd'hui
possible ; mais avant d'asseoir les bases d'un travail semblable, nous voulons examiner devant vous les classifications encyclopédiques qui servent de fondement à nos
institutions scientifiques actuelles ; et nous appellerons ensuite votre attention sur quelques travaux plus modernes qui ont eu pour but la solution du même problème ;
et il ne nous sera pas difficile de montrer que, parmi ces
encyclopédies, aucune ne présente les différentes conditions, que nous regardons comme essentielles à toute
construction de ce genre.

Nous n'avons pas à nous occuper ici des tentatives
d'encyclopédisation qui ont été faites par quelques-uns
des grands savants du moyen-âge : ces travaux sont pour
la plupart conçus dans une direction scientifique, qui
s'éloigne trop complètement de la direction dans laquelle
nous sommes entrés ; ils exercent une influence trop peu
sensible sur l'ensemble des sciences modernes, pour que
nous devions appeler votre attention sur ces vastes ré-
pertoires de la science du passé. Nous devons évidemment nous borner à l'examen des encyclopedies fort peu
nombreuses, qui ont été tentées depuis le grand mouvement imprimé aux sciences par les travaux du seizième
siècle.

Or, depuis Bacon jusqu'à ce jour, les savants généraux
paraissent n'avoir envisagé comme possibles que deux
modes principaux de généralisation encyclopédique : dans
l'une, la généralisation est établie du point de vue de
l'homme ; dans l'autre, elle est établie du point de vue de
la matière : au premier mode appartiennent les tentatives
encyclopédiques de Bacon lui-même, et de d'Alembert son
continuateur : dans le second il faut ranger les stériles

essais du baron d'Holbach et des matérialistes de son école.

Bacon, en effet, s'est efforcé de classer toutes les connaissances humaines sous le titre, et en quelque sorte dans le domaine des facultés qu'il supposait avoir engendré ces mêmes connaissances : ainsi, après avoir divisé les facultés de l'homme en trois facultés principales, la mémoire, la raison, et l'imagination, il a classé sous le titre de ces trois facultés prétendues radicales, comme en trois catégories distinctes, l'ensemble des connaissances humaines, donnant à la *mémoire* les sciences historiques qu'il divise en histoire civile et histoire sacrée ; — à la *raison* les sciences philosophiques qu'il divise en science de Dieu, science de la nature, et science de l'homme ; — à l'*imagination,* la poésie, qu'il divise aussi en poésie narrative, poésie dramatique, et poésie parabolique ; et qui renferme toutes les manifestations que nous réunissons aujourd'hui sous la dénomination commune de beaux-arts.

L'encyclopédie de d'Alembert est construite d'un point de vue exactement semblable, et ne diffère même de l'encyclopédie de Bacon, que dans la subdivision des sciences spéciales et leur ordonnance. D'Alembert, en effet, est parti de la donnée fondamentale des philosophes matérialistes sur l'origine des idées, pour conclure à la division générale des facultés humaines présentée par Bacon. Suivant lui, les êtres physiques agissent sur les sens, et y déterminent des impressions : — ces *impressions* sensoriales sont transmises par le système nerveux au cerveau pour y exciter les *perceptions* de l'entendement : — l'entendement agit sur ces perceptions de trois façons distinctes, suivant ses trois facultés principales, la mémoire, la raison et l'imagination, et engendre ainsi les trois grandes catégories encyclopédiques des connaissances humaines. La faculté de la mémoire engendre l'histoire, que d'Alembert divise en *histoire sacrée, histoire civile, littéraire et scientifique*, et *histoire naturelle:*

L'histoire naturelle se subdivise en : A. Histoire de la nature uniforme.—B. Histoire des écarts de la nature.— C. Histoire des usages de la nature.

A. L'histoire de la nature uniforme enferme : 1° L'histoire des phénomènes célest; s (qui n'est pas l'*astronomie*). — 2° La météorologie. — 3° La géographie. — 4° L'histoire des végétaux (qui n'est pas la *botanique*).— Et 5° l'histoire des animaux (qui n'est pas la *zoologie*).

B. L'histoire des écarts de la nature renferme : 1° L'histoire des prodiges célestes, terrestres, et météorologiques : — et 2° L'histoire des monstres.

C. L'histoire des usages de la nature renferme l'histoire des arts et métiers.

La faculté de la raison engendre la philosophie ou la science que d'Alembert divise, comme Bacon, en science de Dieu,—science de l'homme,—et science de la nature.

La science de Dieu renferme la théologie.

La science de l'homme renferme la logique et la morale.

La science de la nature renferme la mathématique et la physique.

Et la physique elle-même est sous-divisée en zoologie (qui renferme l'anatomie, la physique, la médecine, l'art vétérinaire); en astronomie, en cosmologie, en botanique, en minéralogie, etc., etc.

Enfin la faculté de l'imagination engendre la poésie que d'Alembert divise, d'après Bacon, en poésie narrative, — poésie dramatique, — et poésie parabolique.

La poésie narrative renferme la musique, la peinture, la sculpture, l'architecture.

Si, abstraction faite de cette généralisation encyclopédique, on examine d'abord exclusivement le point de vue d'après lequel elle a été construite, il sera évident que ce point de vue est déjà complètement faux par lui-même ; en effet, toute classification des connaissances humaines au moyen des facultés de l'homme, supposera nécessairement qu'il existe chez l'homme des facultés distinctes et spéciales qui engendrent, chacune, une spécialité scientifique distincte : or, cette condition fondamentale de toute encyclopédie ainsi établie du point de vue de l'homme, est une absurdité manifeste, puisqu'il ne saurait exister une seule spécialité scientifique, si minime qu'on la suppose, qui n'exige le concours de toutes les facultés humaines. Mais alors même qu'il n'en serait pas ainsi, ce mode d'encyclopédisation n'en serait pas moins essentiellement vicieux : — il est vicieux, parce que, étant fondé sur une division arbitraire des facultés humaines, il a pour principe de classification un système variable et transitoire, et que, par conséquent, toute théorie nouvelle des facultés de l'homme pourra renverser de fond en comble toute la hiérarchie encyclopédique : — il est vicieux, parce que, étant exclusivement destiné à coordonner les sciences qui existent déjà, et à enregistrer des faits acquis, il ne saurait nécessairement engendrer la plus petite spécialité scientifique, ou indiquer la plus grossière lacune et par conséquent se trouve être complètement stérile ; — il est vicieux enfin, parce qu'il ne fournit même pas les moyens de comprendre toutes les parties des connaissances humaines.

Etudié dans les conceptions métaphysiques qui lui servent de base, le système encyclopédique de d'Alembert est plus vicieux encore. En effet, ainsi que Condillac et toute l'école matérialiste du xviii⁰ siècle, d'Alembert pose en principe que les *impressions* produites sur les appareils sensoriaux par les objets extérieurs, et transmises par eux au cerveau, se transforment là en *perceptions* et deviennent ainsi l'origine première et la source unique de toutes nos idées. Or, sans vouloir développer ici cette absurdité fondamentale en métaphysique, qui consiste à admettre qu'une *impression*, c'est-à-dire une modification complètement passive de l'instrumentalité de l'homme, peut se transformer en une *perception*, c'est-à-dire un acte pur de la spontanéité humaine, il nous suffira de faire remarquer qu'une semblable théorie des sciences, alors même qu'elle ne serait pas logiquement impossible, serait encore complètement inadmissible, puisqu'il n'existe pas une seule science qui ne repose directement sur des idées abstraites que les sens n'ont pu transmettre. Ainsi, le point, la ligne, et le plan géométriques ne sont pas des êtres physiques capables de déterminer des impressions sensoriales, mais bien des entités métaphysiques qui n'existent que par définition ; et par conséquent la géométrie devient une science impossible ; ainsi le temps, l'étendue, ou plus généralement encore, la *quantité*, ne sont pas des êtres physiques, mais bien des idées abstraites ; et par conséquent la mathématique, la plus parfaite de toutes les langues, précisément parce que les termes entre lesquels elle établit des rapport, sont exclusivement des entités métaphysiques ; la mathématique, disons-nous, devient une langue impossible ; ainsi l'idée de *forces*, qui est une pure abstraction, et que nous ne pouvons définir que comme une cause quelconque qui engendre un phénomène ou un mouvement, ainsi l'idée de force ne peut pas exister et par conséquent ne saurait engendrer la dynamique, etc., etc.

Enfin, si l'on étudie la classification de d'Alembert en elle-même, on demeurera convaincu que cette classification est pour le moins aussi fautive que la conception métaphysique sur laquelle elle repose, que le point de vue général d'après lequel elle a été construite. Ainsi l'histoire, pour nous borner à un seul exemple, l'histoire, qui est engendrée par la faculté de la mémoire, est divisée

par d'Alembert en trois sections distinctes : l'histoire sacrée ; l'histoire civile, littéraire et scientifique ; l'histoire
naturelle. Or, il est évident, d'abord, que jamais, dans
aucun temps ni dans aucun lieu, l'histoire sacrée n'a
pû être envisagée comme séparée de l'histoire civile, littéraire et scientifique ; et, par conséquent, ces deux
premières sections de la science historique rentrent
évidemment l'une dans l'autre. Il est manifeste encore
que *l'histoire naturelle*, c'est à-dire la science des êtres
organisés, n'a pas le moindre rapport avec les sciences
qui ont pour but de prévoir l'avenir des sociétés humaines par l'étude de leur passé, c'est-à-dire avec l'histoire
proprement dite ; et, par conséquent, le rapprochement
é abli par d'Alembert entre l'histoire naturelle et l'histoire sacrée, civile, littéraire et scientifique, n'a pas
d'autre fondement qu'une pauvre analogie de mot.
L'histoire naturelle elle-même est sous-divisée en trois
sections : l'histoire de la nature uniforme ; l'histoire des
écarts de la nature ; l'histoire des usages de la nature. Or,
depuis que les hommes font de la science et de la métaphysique, la *nature* a toujours été définie l'universalité des
phénomènes du monde physique ; c'est-à-dire l'*ensemble*
des causes physiques manifestées dans *l'ensemble* des effets ; ainsi, par définition, cette expression, *histoire de la
nature uniforme* : équivaut à celle-ci ; « *science de l'universalité des phénomènes du monde, des forces qui les déterminent, et des lois auxquelles ces forces sont soumises :* » et par
conséquent, la première section de l'histoire naturelle renfermerait la science spéculative tout entière. La troisième
sect on, l'histoire des usages de la nature, embrasse nécessairement la totalité des applications qui peuvent être
faites de la science spéculative a la transformat on du
monde extérieur. Quant à la deuxième section, *l'histoire
des écarts de la nature*, la dénomination par laquelle

elle est désignée équivaut évidemment à celle-ci : *science des phénomènes qui n'ont pas de lois.* Ainsi, les trois sections dans lesquelles se subdivise l'histoire naturelle renfermeraient, suivant d'Alembert, la totalité des sciences spéculatives, la totalité des sciences d'application, plus une catégorie tout entière des connaissances qui n'ont pas encore de nom dans aucune langue humaine, les sciences des effets sans causes ; c'est l'universalité des connaissances auxquelles il a été donné à l'homme d'atteindre, et quelque chose de plus : cette histoire naturelle traite *de omnibus rebus scibilibus et de quibusdam aliis.*

Il nous serait facile de poursuivre ces considérations critiques à travers l'œuvre tout entière ; et peut-être trouverions-nous que les défauts auxquels nous nous sommes arrêtés ne sont ni les plus graves ni les plus saillants ; ainsi, nous verrions des sciences identiques engendrées par des facultés radicalement distinctes, et réciproquement des sciences, complètement différentes dans leur objet, engendrées par la même faculté. Mais cette critique de détail nous entraînerait trop loin ; et d'ailleurs il sera facile à chacun de vous de compléter ce que nous avons dû nous-même laisser incomplet ; qu'il nous suffise de vous rappeler les trois considérations principales sur lesquelles notre critique repose : —

L'encyclopédie de d'Alembert est fautive : 1.º parce que la conception métaphysique sur laquelle elle repose implique une absurdité ; 2º parce que la division des facultés humaines, sur lesquelles elle est établie, n'est point certaine et implique une contradiction : et 3º parce que la classification des phénomènes que cette division engendre, ne tient aucunement compte des rapports naturels existant entre ces phénomènes.

Dans ces dernières années un savant mathématicien, M. Auguste Comte, a également présenté une tentative d'encyclopédisation des connaissances humaines. Mais, ainsi que les Grecs, M. Auguste Comte n'a vu dans l'encyclopédie qu'un moyen de conserver par l'enseignement les connaissances acquises, et nullement un instrument actif destiné à les accroître. Seulement M. Auguste Comte s'efforce d'enlever à son travail encyclopédique ce caractère éminemment circulaire que le mot *encyclopédie* implique, et qui faisait en effet la base de la science grecque, et il se pose pour but principal de disposer les sciences dans l'ordre de leur enchaînement naturel, de telle sorte qu'il soit possible de les exposer successivement, sans jamais être entraîné dans le moindre cercle vicieux. Ainsi, M. Auguste Comte accepte l'un des termes de la définition étymologique du mot, en recusant toutefois, quoique à tort, le second.

Cela posé, M. Auguste Comte procède à la classification encyclopédique des sciences, de la manière suivante :

Toute classification naturelle et positive des sciences ne pourra nécessairement résulter que de la comparaison et de la classification des phénomènes dont ces sciences ont pour but de découvrir les lois. Or, en considérant, sous ce point de vue, l'universalité des phénomènes, il sera facile de les classer dans un petit nombre de catégories naturelles disposées de telle sorte que l'étude rationnelle de chaque catégorie soit fondée sur la connaissance des principales lois de la catégorie précédente, et devienne le fondement de l'étude de la catégorie suivante. Cette disposition est fondée sur le degré de généralité des phénomènes d'où résultent nécessairement et leur dépendance successive et leur plus grande simplicité, les phénomènes les plus généraux étant essentiellement et les moins complexes et les plus indépendants. Ainsi viennent d'abord les phénomènes les plus généraux et les plus simples de tous, les phénomènes astronomiques, dont les lois influent sur tous les autres phénomènes, sans en être elles-

mêmes aucunement modifiées ; puis viennent, dans l'ordre
de leur généralité, de leur simplicité et de leur indépendance relative, les phénomènes physiques, chimiques,
physiologiques et sociaux. Ainsi la science générale se
trouve divisée en cinq grandes branches qui embrassent
l'universalité des phénomènes de notre monde, et, par
conséquent aussi, l'universalité des connaissances humaines : — l'astronomie, la physique, la chimie, la
physiologie, la physque sociale : — ces sciences se
succèdent dans l'ordre encyclopédique, et s'engendrent
dans l'ordre même dans lequel nous venons de les énumérer, les phénomènes astronomiques étant les plus généraux, et ceux dont les lois influent sur tous les autres
phénomènes du monde sans en être elles-mêmes aucunement modifiées, et les phénomènes sociaux étant au contraire les plus particuliers, et ceux dont les lois sont
modifiées par tous les autres phénomènes, sans qu'elles
puissent exercer sur ceux-ci aucune influence réciproque.

Cette échelle encyclopédique présente, suivant M. Auguste Comte, quatre propriétés fondamentales également
importantes : — elle présente une conformité complète
avec la coordination, en quelque sorte spontanée, qui se
trouve implicitement admise par les savants livrés à l'é-
tude des sciences spéciales ; — elle est conforme à l'ordre
effectif du développement de la science humaine ; — elle
détermine le plan général d'une éducation scientifique
complètement rationnelle.

Mais la conception encyclopédique de M. Auguste
Comte, pour être comprise dans son ensemble, doit être
exposée sous un point de vue tout différent.

L'humanité, suivant M. Auguste Comte, a procédé à
l'étude des phénomènes du monde par trois méthodes
différentes : la méthode théologique, la méthode ontologique, et la méthode positive : l'histoire de ses progrès

n'est autre chose que l'histoire même de son activité dans l'espace et dans la succession de ces trois méthodes distinctes. L'humanité n'a encore appliqué la méthode positive qu'à l'étude d'un nombre assez limité des phénomènes du monde; mais l'emploi de cette méthode sera universel dans l'avenir, et les sciences humaines auront alors atteint le dernier terme de perfectionnement. Mais dans le mouvement général par lequel s'opère le passage d'une méthode à l'autre, chaque science accomplit isolément son evolution; de telle sorte que l'on peut déterminer d'une manière certaine dans quel ordre chaque spécialité est modifiée, et par conséquent aussi établir les vitesses de progression dont elle est relativement douée. Or, les sciences qui embrassent les phénomènes les moins complexes sont aussi celles qui accomplissent le plus rapidement les différentes phases de leur évolution, et qui arrivent les premières à l'état positif. Ainsi les sciences humaines, classees dans l'ordre même de leur évolution, se trouvent encore distribuées telles que nous les avions rangees plus haut : — l'astronomie, la physique, la chimie, la physiologie, la physique sociale.

Tel est le raisonnement qui sert véritablement de base à l'échelle encyclopédique de M. Auguste Comte. Comme l'on voit, c'est la méthode positive, ou l'observation qui constitue l'unité de ce mode; et l'auteur, au lieu de prendre pour moyen de coordination une faculté de l'esprit, s'est servi du procédé même de l'instrumentation intellectuelle.

Nous avons à objecter à cette classification encyclopédique trois arguments fondamentaux. Nous ferons observer d'abord que M. Auguste Comte a fondé cette classification sur des considérations historiques superficielles et incomplètes : il a confondu l'histoire de l'humanité avec l'histoire d'un âge humain, et il ne s'est pas aperçu qu'à toutes les grandes époques de l'histoire, les sciences avaient successivement présenté les trois aspects généraux qu'il désigne sous les noms de théologiqne, ontologique et positif. Nous ferons remarquer ensuite que cette échelle ne constitue qu'une coordination morte des connaissances acquises, et non pas un instrument actif d'invention. Enfin, nous allons démontrer que M. Auguste Comte n'a nullement atteint le but même qu'il s'était proposé : — de disposer les sciences de telle sorte qu'il fût possible de les exposer successivement sans etre entrainé dans un cercle vicieux, et de constituer ainsi une éducation sc entifique véritablement rationne.le.

Indiquons d'abord une immense lacune que nous avons commise à dessein pour appeler votre attention plus spécialement sur ce point : — c'est l'absence, dans cette échelle encyclopédique, de la mathématique. M. Auguste Comte remarque avec juste raison que, dans ce que l'on désigne aujourd'hui sous le nom de *mathématiques*, il faut distinguer deux parties fort distinctes ; l'une constituant une véritable science, et la seconde n'étant autre chose qu'une *langue spéciale,* une méthode proprement dite. La mathematique proprement dite est un effet purement instrumental : c'est une application spéciale de la méthode humaine à un ordre spécial de déductions; c"est une langue véritable qui se résume, comme toutes les langues, en des propositions etablissant des rapports entre deux term s ; seulement, dans la mathématique, les termes sont constamment des qualités abstraites ou des valeurs qui n'existent que par définition, et les signes qui servent à établir les rapports ont une valeur constante et nettement déterminée : voilà precisément pourquoi la mathematique est aussi rigoureuse et aussi inflexible dans les déductions que la logique humaine elle-même.

La deuxieme partie des mathematiques n'est autre chose que l'app ication de la langue mathematique à la mesure de l'étendue et au calcul des forces susceptibles

d'être représentées par des quantités : — elle renferme
donc la géométrie et la dynamique, sciences que l'on doit
regarder comme aussi distinctes de la mathématique que
l'est l'astronomie elle-même et une grande partie de la
physique. Ainsi, pour être logicien, M. Auguste Comte
aurait dû placer en tête de son échelle encyclopédique la
géométrie et la dynamique, qui sont les moins complexes
et les plus générales, en les distinguant nettement de la
méthode mathématique elle-même. Mais s'il en eût agi
ainsi, M. Auguste Comte eût renversé, par cela même, son
échelle encyclopédique tout entière ; car, comme il lui
eût été impossible d'exposer la géométrie, la dynamique,
l'astronomie, etc., sans avoir recours à la mathématique,
il eût été forcé de commencer son enseignement par l'exposition de la méthode mathématique elle-même ; et
alors il eût été forcé d'expliquer pourquoi il se trouvait
contraint de faire précéder l'étude des *sciences* par l'é-
tude d'une *méthode*. Alors il eût été conduit à reconnaître
que l'exposition générale des méthodes doit nécessairement précéder, *dans toute éducation scientifique rationnelle*,
l'exposition générale des sciences, et qu'avant d'apprendre l'astronomie aux enfants, il faut de toute nécessité
leur apprendre à parler. Mais, comme toute théorie générale des langues suppose nécessairement une théorie
quelconque sur la formation des sociétés humaines, il
faut aussi, pour être parfaitment logicien, exposer en
même temps aux enfants et la théorie générale de leurs
rapports sociaux (*la physique sociale*), et la théorie générale de la langue qui sert à exprimer ces rapports : ainsi
la physique sociale, que M. Auguste Comte place à la fin
de son système encyclopédique, se trouve placée à l'origine de toute éducation véritablement rationnelle. Et,
s'il avait voulu appliquer à cette nouvelle distribution des
sciences humaines la vérification historique, et cette vérification plus complète encore qui résulte de la coordi-

nation, en quelque sorte spontanée, admise implicitement par le *consensus* universel des savants, il aurait incontestablement découvert que les hommes ont fait usage d'une langue, et appliqué positivement une science sociale, avant d'avoir songé seulement à la première de toutes les sciences, la science astronomique; incontestablement aussi il aurait remarqué que, depuis que l'humanité existe, elle enseigne simultanément à ses enfants la langue et la morale, c'est-à-dire la méthode générale des hommes et les lois générales de leurs rapports.

Ainsi ce système encyclopédique, que M. Auguste Comte regarde comme exempt de tout cercle vicieux, est, au contraire, dans la généralité même, essentiellement circulaire, puisque le dernier terme de la série, la *physique sociale*, engendre indirectement le premier, la mathématique. Nous allons voir que ce fait de la circularité se reproduit constamment dans tous les détails, et il est facile de comprendre qu'il doit nécessairement en être ainsi.

L'astronomie tout entière, géométrique et dynamique, peut être envisagée, si l'on veut, comme un vaste problème de physique générale; et peut-être serait-il plus rationnel d'envisager les lois astronomiques comme des corollaires des lois établies dans la physique générale, que de subordonner, ainsi que l'a fait M. Auguste Comte, la physique à l'astronomie. Tout le monde sait, en effet, que la grande gloire de Newton n'est pas d'avoir découvert une formule qui avait été donnée et discutée avant lui, mais bien d'avoir présenté le phénomène astronomique tout entier comme une *extension* d'un fait vulgaire, la chute d'un corps grave. Ainsi, après avoir appliqué la loi de Galilée à un corps animé d'une vitesse de translation déterminée, il démontra que la lune pouvait être envisagée comme un boulet animé d'un vitesse dont il détermine la quantité, et tombant chaque se-

conde vers la terre d'une quantité déterminée ; et après
avoir ainsi ramené la théorie de la lune à la théorie du
mouvement curviligne des graves à la surface du globe,
il ramena le fait astronomique général à la théorie de la
lune. Ainsi, pour le grand inventeur lui-même, l'astronomie ne fut qu'une application spéciale des lois établies
dans l'une des sections de la physique, la *barologie* ; et
par conséquent aussi l'étude de la barologie devait logiquement précéder celle de l'astronomie.

De plus, il n'existe pas une seule observation astronomique qu'il ne faille corriger, avant d'en faire usage,
des erreurs de la réfraction atmosphérique et de l'aberration de la lumière ; or, ces corrections reposent sur
des formules, et ces formules n'ont été construites que
par des recherches très étendues de thermologie et de
photologie. Ainsi l'exposition complète de la science astronomique, théorique ou pratique, implique la connaissance générale des lois de la physique.

Démontrerons-nous maintenant que l'exposition dogmatique des phénomènes physiques implique la connaissance de lois de la chimie ? Qui d'entre vous, Messieurs,
ne sait déjà que les lois de la chaleur, de l'électricité, du
magnétisme, de la lumière, s'appliquent également à
l'une ou à l'autre de ces deux sciences, et qu'il devient
ainsi impossible de les scinder l'une de l'autre ? Démontrerons-nous encore que la chimie inorganique n'est
qu'un cas particulier de la chimie générale, et que la
chimie organique suppose la connaissance des lois générales de la physiologie ? Cette dépendance mutuelle et
cette liaison intime des sciences entre elles vous sont trop
connues pour qu'il soit nécessaire d'insister davantage.
D'ailleurs, cette dépendance vous apparaîtra comme une
conséquence nécessaire des lois générales que nous dé-
velopperons tout à l'heure.

Ainsi, la construction de M. Auguste Comte répond

exactement à la valeur étymologique du mot *encyclopédie* : — c'est une méthode pour enseigner successivement chaque spécialité scientifique, toutes les autres spécialités étant supposées connues.

Nous pourrions prolonger de beaucoup encore cet examen critique, car les tentatives d'encyclopédisation qui ont été faites depuis quelques années ont été nombreuses ; mais cet examen serait sans utilité pour vous, car il sera maintenant facile à chacun de vous d'appliquer lui-même à chacune de ces constructions les principes généraux que nous avons plus haut exposés, et d'en juger ainsi la valeur réelle.

Il nous reste maintenant à développer devant vous le mode de généralisation encyclopédique que nous voudrions voir adopter, parce que nous le croyons seul capable d'engendrer un système de classification véritablement fécond. Mais, avant d'aborder cette exposition difficile, il est une discussion préalable qu'il nous faut nécessairement épuiser : il s'agit de déterminer quelle est la doctrine philosophique générale qui seule peut rendre une construction encyclopédique possible.

Sur le terrain de la science, trois doctrines philosophiques générales sont seules en présence : le matérialisme, le panthéisme et le spiritualisme. Nous verrons plus tard que ces trois doctrines peuvent réellement se réduire à deux, car la doctrine panthéistique est toujours, en science, réductible à une doctrine purement matérialiste : c'est donc la valeur encyclopédique de deux de ces trois doctrines que nous devons ici surtout examiner.

Pour constater la puissance coordinatrice et la valeur d'une doctrine, quelle qu'elle soit, il faut la saisir dans la conclusion ou dans l'application la plus générale, la plus complète, la plus rigoureuse qui ressorte de l'ensemble de ses raisonnements et de ses principes :

et, lorsque l'on possède cette conclusion, il faut la comparer au fait le plus général qui résulte de la considération de l'ensemble des phénomènes de notre monde. Or, la conclusion générale du matérialisme est facile à saisir, et cette conclusion, c'est la circularité complète du fait universel, c'est le fatalisme.—En effet, le matérialisme pose en principe *qu'il existe de toute éternité dans l'espace infini une somme finie de matière, et que cette matière possède des propriétés ou des forces essentielles dont les combinaisons déterminent notre ordre phénoménal actuel.* Telle est la formule générale du matérialisme; et, avant d'en discuter la conséquence générale et nécessaire, nous allons démontrer que cette formule est essentielle à la conception matérialiste, et qu'il lui est impossible d'en effacer un seul terme sans cesser d'etre.

D'abord, la matière est éternelle; car, si elle n'est pas éternelle, e'le a été créée : donc il existe une puissance créatrice autre que la matière. La matière est finie; car, si la matière était infinie, le mouvement serait impossible, puisque la matière infinie dans l'espace infini supposerait le plein absolu, et que tout mouvement suppose le vide. La matière possède, comme propriétés essentielles, des forces finies; ces forces sont finies, comme essence et comme nombre, car il serait absurde d'admettre des propriétés infinies dans un etre fini : ces forces sont essentielles à la matière, et par conséquent éternelles comme elle; car, si elles ne sont pas éternelles, elles ont été créées; ce qui implique encore une puissance créatrice autre que la matière. Enfin, puisque ces forces sont éternelles et essentielles, elles ne sauraient nécessairement ni s'accroître ni diminuer.

Or, une somme finie et immuable de forces, agissant dans une somme finie et immuable de matière, ne peut engendrer qu'une somme finie et immuable de phénomènes, quelque grande que soit cette somme; et, cette somme de variétés possibles étant épuisée, il faut de toute nécessité que les mêmes choses se reproduisent. Ainsi, la formule générale du matérialisme donne pour conclusion générale la circularité complète du phénomène universel ; et tous les matérialistes forts ont ainsi conclu ; tous ont formellement admis que, dans cet enchaînement méca-nique de causes qui ont été effets, et d'effets qui vont être causes, un seul ordre général de mouvement était possible, l'ordre circulaire dans lequel, au bout d'un temps limité, la somme totale des phénomènes se reproduit de nouveau et toujours dans le même ordre.

Or, le fait synthétique, le fait le plus général qui résulte de la comparaison de l'ensemble des phénomènes de notre monde, c'est le mouvement ; il a lieu, non pas suivant une ligne circulaire, mais suivant une ligne *droite* et constamment ascendante ; et cette conclusion générale n'est pas spéciale à notre état phénoménal actuel ; elle exprime encore l'ensemble des phénomènes accomplis dans les époques qui ont précédé la nôtre. Ainsi, la conclusion générale du matérialisme, mis en contact du fait le plus général qu'il nous soit donné de connaître, est démontrée fausse.

Il existe encore un autre ordre d'argumentation purement métaphysique qui renferme toute la genèse matérialiste dans un dilemme infranchissable dont les deux termes renferment une égale impossibilité, une absurdité égale ; et, parce que cette argumentation nous paraît invincible, et qu'elle renverse également toutes les les doctrines matérialistes, quelles qu'elles soient, nous croyons devoir l'exposer avec quelque étendue.

Les recherches extrêmement curieuses de sir Williams Herschell sur les nébuleuses, recherches qui ont pris dans ces dernières années une grande extension par les travaux de son fils, ont conduit ce célèbre astronome à émettre une hypothèse cosmogonique, qui a été développée et appliquée par Laplace à notre système planétaire, et qui a été acceptée plus ou moins complètement par tous les savants généraux qui ont voulu appliquer la doctrine matérialiste aux sciences géologiques et à l'étude des corps organisés, par Lamarck, M. Geoffroy-Saint-Hilaire, etc., etc. Cette conception cosmogonique, qui ne diffère en rien, du reste, de celle qui fut professée dans les écoles de la Grèce par la secte d'Epicure, est la seule conception générale, quelque peu rationnelle, à laquelle le matérialisme puisse s'élever. Cette hypothèse, la voici :

Dans le principe, la matière existait disséminée dans l'espace à l'état de molécules extrêmement divisées et plus petites que toute quantité donnée. Chacune de ces molécules était primitivement tenue en place par l'action simultanée de deux forces, l'une répulsive, la chaleur, l'autre attractive, la gravitation. La matière diffuse, s'étant successivement condensée par la déperdition de la chaleur, a formé les soleils ou les étoiles, et les nébuleuses ne sont autre chose que de la matière diffuse qui se condense pour former maintenant encore des soleils nouveaux.

Telle était la conception de Herschell : voici maintenant comment Laplace, dans sa *Mécanique céleste*, applique cette théorie à la formation de notre système planétaire. Nous ne pouvons, à ce sujet, être accusés de partialité, puisque la théorie de Laplace est regardée par tous les matérialistes forts comme la théorie la plus plausible qui ait été présentée jusqu'à ce jour, parce qu'elle a le mérite capital de faire opérer la formation de notre monde par les agents les plus simples et les plus généraux que nous présente sans cesse l'ensemble de nos études naturelles, la pesanteur et la chaleur.

L'hypothèse cosmogonique de Laplace a pour but d'expliquer, sans l'intervention d'une force créatrice et

intelligente, les circonstances générales qui caractérisent la constitution de notre système solaire ; à savoir :
l'identité de la direction de toutes les circulations des
planètes d'occident en orient ; l'identité de toutes leurs
gyrations dans le même sens ; la constance du même
phénomène et dans la circulation orbitaire et dans la
gyration des satellites ; la faible excentricité des orbites
des planètes et de leurs satellites, alors que toutes les
courbes ellipsoïdales sont également possibles ; enfin,
l'inclinaison peu considérable des plans orbitaires sur le
plan de l'équateur solaire ; car Laplace, complétant pé-
niblement un calcul des chances primitivement indiqué
par Daniel Bernouilli, avait conclu qu'une disposition
si remarquable avait nécessairement une cause, puisque,
si la distribu ion du système planétaire avait été l'effet
du hasard, il y avait, suivant le calcul des probabilités,
quarante-quatre millions à parier contre un que cette
distribution aurait été autre que celle qui existe ; seulement, Laplace ne voulait pas que cette cause fût Dieu.

Cela posé, et notre soleil étant supposé formé, suivant la théorie de Herschell, par la condensation de la
ma ière di fuse et phosphorescente d'une immense nébuleuse, la théorie de Laplace consiste à former notre
système planétaire par la condensation lente et graduelle
de l'atmosphère solaire supposée primitivement étendue,
en vertu de l'extrême chaleur, jusqu'aux limites de notre
monde, et successivement contractée par le refroidissement ; et cette théorie repose sur les considérations mathématiques suivantes :

1° En vertu de la théorie générale de la rotation, et,
plus spécialement, en vertu du théorème général des
aires, il doit exister un rapport constant entre les dila-
tations et les contractions successives d'un corps qui
tourne et la durée même de sa rotation, la rotation devant s'accélérer quand la contraction augmente et se

ralentir lorsque la contraction diminue, de telle sorte que les variations angulaires et linéaires, que la somme des aires tend à éprouver, soient exactement compensées.

2° Il existe un rapport non moins constant entre la vitesse angulaire de rotation du soleil et l'extension possible de son atmosphère : la limite de cette atmosphère est inévitablement fixée à la distance où la force centrifuge, due à la rotation du système, devient égale à la gravité. Donc, si, par une cause quelconque, une portion de cette atmosphère venait à se trouver placée au-delà de cette limite, elle cesserait aussitôt de faire partie intégrante du soleil, et continuerait à circuler autour de lui avec la vitesse acquise au moment même de la séparation, mais sans pouvoir participer aucunement aux changements qui surviendraient dans la rotation solaire postérieurement à cette même séparation.

Ainsi, la limite mathématique de l'atmosphère solaire a dû diminuer sans cesse, à mesure que le refroidissement a rendu la gyration de cette nébuleuse plus rapide; et cette atmosphère a dû nécessairement abandonner successivement dés zônes de matières diffuses, qui ont constitué l'état primitif de nos planètes. Celles-ci, détachées de la nébuleuse principale, se sont condensées aussi, par l'effet de leur propre refroidissement, et ont ainsi engendré des satellites, en vertu des mêmes causes qui les avaient elles-mêmes engendrées.

Telle est la théorie générale matérialiste dans toute sa rigueur matérialiste. Voyons maintenant les données métaphysiques et les conclusions scientifiques de cette même théorie.

L'hypothèse de Herschell suppose que, dans le principe, la matière existait à l'état diffus, disséminée dans l'espace et soumises à deux forces contraires, la chaleur et la pesanteur. Or, cette première supposition implique une contradiction et une impossibilité. En effet, cette formule, *dès le principe,* est une contradiction dans la doctrine matérialiste, pour laquelle la matière est essentiellement éternelle. Il faut donc admettre que, *pendant l'éternité,* la matière a demeuré diffuse et soumise à deux forces contraires. Cela posé, si la force répulsive était plus grande que la force attractive, la matière aurait dû tendre à se disperser de plus en plus dans l'espace infini; et, puisque ce phénomène a eu lieu pendant l'éternité, la dispersion de la matière a dû être infinie également; si, au contraire, la force attractive était plus grande que la force répulsive, alors la matière aurait dû tendre à se condenser en suivant la loi inverse du carré des distances; et, puisque ce phénomène dure depuis l'éternité, la contraction de la matière devra être infinie; ou bien enfin les deux forces ont été éternellement égales et contraires, et alors tout mouvement aurait dû être éternellement impossible. Ainsi, alors même qu'il serait permis au matérialisme de poser la question d'origine, ce qui est contradictoire à la donnée fondamentale, il serait encore renfermé dans les limites d'une triple impossibilité; mais passons.

Suivant l'hypothèse, la force de répulsion diminue par la déperdition de la chaleur, et la matière, obéissant alors à la force d'attraction devenue plus puissante, se condense. Cette deuxième supposition implique, comme la première, une contradiction et une impossibilité. En effet, cette matière diffuse était nécessairement et depuis l'éternité également incandescente dans toute son étendue, et par conséquent tout phénomène thermologique était impossible, puisque, entre deux molécules matérielles, dont les températures, quelles qu'elles soient, sont exactement égales, il ne saurait se produire aucun effet thermologique. La déperdition de la chaleur n'a donc pu être un *transfert* d'une molécule à l'autre, puisque l'équilibre étant une fois établi, cet équilibre doit persévérer à tout jamais, suivant les lois fondamentales de la chaleur, établies par Fourrier lui-même. La *déperdition de la chaleur* ne saurait donc signifier autre chose que la dissémination de la chaleur dans l'espace, ce qui est un non-sens formel. En effet, la chaleur est, par hypothèse, l'une des propriétés essentielles de la matière, et par conséquent elle ne saurait exister là où la matière elle-même n'existe pas; or, l'espace, c'est le vide absolu, car sans cela la matière serait infinie, ce qui est absurde; donc, la chaleur ne saurait se perdre dans l'espace (1).

(1) Les recherches de Fourrier sur la température propre des espaces planétaires reposent sur un non-sens métaphysique; et il est difficile de comprendre comment l'autorité imposante de Fourrier lui-même a pu faire accepter une semblable contradiction. A ceux qui lui objectaient que *l'espace*, comme le *temps*, était une entité métaphysique, une catégorie de notre esprit comme l'appelle Kant, et qu'il était absurde d'admettre qu'un être de raison pût avoir les propriétés essentielles de la matière, Fourrier avait l'habitude de répondre:— « Si la terre, quand elle quitte une partie quelconque de son orbite, y laissait un thermomètre, cet instrument, soustrait par hypothèse à l'influence solaire, ne pourrait sans doute baisser indéfiniment : la liqueur thermométrique s'arrêterait nécessairement à un point quelconque, et ce point indiquerait la température de l'espace.» — Et Fourrier paraît n'avoir pas fait réflexion que le point où s'arrêterait le liquide thermométrique indiquerait tout simplement la température du thermomètre lui-même. L'on objectera peut-être que les travaux de Fourrier ont clairement établi que la marche effective des températures à la surface de notre globe serait totalement inexplicable, même en ayant égard à la chaleur intérieure, si l'espace ambiant n'avait pas une température propre et déterminée ; mais l'objection prouvera seulement que les lois thermologiques de notre globe ne sont aucunement connues, ce que nous sommes tout disposés à admettre. Ce que nous n'admettrons jamais, c'est qu'un signe spirituel, et l'espace n'est pas autre chose pour nous, ait une température appréciable au thermomètre.

Enfin, si, sans tenir compte de toutes ces contradictions diverses, on accepte dans son intégrité l'hypothèse
matérialiste, on trouve que cette hypothèse conclut à la
réfrigération complète et à la solidification absolue de
toute matière par la déperdition totale de la chaleur
primitive. Ainsi, le premier terme du phénomène serait
la diffusion illimitée et l'incandescence excessive de la
matière, et le dernier terme serait la condensation
illimitée et le froid absolu ; et notre état phénoménal actuel tout entier ne serait que la série des termes par lesquels le phénomène général marche de son origine vers
sa fin. Telle en effet fut la conclusion de Laplace lui-
même ; telle est aussi la conclusion de tous ceux qui ont
adopté cette hypothèse, après en avoir suffisamment
étudié toutes les données. Or, quel que soit l'espace de
temps qui s'écoule entre le premier et le dernier terme
de ce phénomène général, ce temps est nécessairement
et essentiellement limité, puisque ce temps mesure une
série de phénomènes dont le nombre est fatalement défini : par conséquent, le phénomène général tout entier
a dû nécessairement être accompli de tout temps, puisque
la matière est, par hypothèse, éternelle, et que toute
durée, quelque longue qu'on la suppose, est toujours
et nécessairement nulle par rapport à l'éternité.

Ainsi, jusqu'à ce qu'il devienne possible d'effacer de
l'esprit des hommes le signe spirituel qui répond à l'idée
d'infini, et qui est à la base de toutes les sciences, toute
doctrine matérialiste sera nécessairement ou une contradiction scientifique ou une absurdité métaphysique ;
car,

Ou vous admettrez que le phénomène général actuel
est éternel, et alors vous serez forcés d'admettre que
ce phénomène tourne dans un cercle éternel et fatal,
sans commencement ni sans fin, ce qui est en contradiction manifeste et palpable avec le fait scientifique le plus

élevé et le plus absolu qu'il soit donné à l'homme de connaître ;

Ou bien vous admettrez que ce phénomène a une origine et une fin, et qu'entre cette origine et cette fin il existe une durée : or, toute durée étant nulle par rapport à l'éternité, et la matière étant, par hypothèse, éternelle, le phénomène actuel est de tout temps accompli, et, par conséquent, tout ce qui existe n'existe pas : ce qui est une absurdité métaphysique.

Ce dilemme est inexorable, et il renferme la réfutation complète, scientifique et métaphysique de toute doctrine matérialiste, quelle qu'elle soit : aussi devons-nous borner ici notre argumentation.

Les doctrines panthéistiques nous arrêteront moins long-temps ; car ces doctrines ont été de tout temps jugées stériles en science ; et nous ne sachions pas qu'aucun savant ait jamais tenté de construire de ce point de vue une généralisation encyclopédique. En effet, la conclusion générale de toute doctrine panthéiste, c'est que la cause est identique à l'effet, l'activité à la passivité, la force à l'inertie, et que ces existences ne diffèrent pas entre elles comme des êtres distincts, mais seulement comme des formes ou des aspects divers d'un même être. Or, la propriété la plus générale qui se manifeste dans les phénomènes logiques est le rapport d'activité à passivité ; l'existence de cette dualité est présente dans tout ce que fait l'homme, dans tout ce qu'il pense, dans tout ce qu'il sent, dans tout ce qu'il exprime ; elle forme la base de toutes les méthodes et de toutes les langues, à ce point qu'il nous est complètement impossible de formuler une seule proposition dans laquelle le rapport de cause à effet ou d'activité à passivité ne soit pas implicitement soutenu. Enfin, le principe de causalité constitue le fondement de toutes les sciences, théologiques, métaphysiques et naturelles, puisque la science, à sa dernière limite humaine, n'est que la connaissance générale de tous les rapports de cause à effet existants. Ainsi, la conclusion générale du panthéisme, qui affirme l'identité de l'effet et de la cause, est, par cela même, la négation absolue de toute science, puisque toute science suppose un *rapport*, et par conséquent une *différence* entre l'effet et la cause. Aussi la doctrine panthéiste, qui n'a point une langue à elle, et qui jamais n'en pourra créer une, ne peut donner naissance à la moindre formule scientifique de quelque ordre que ce soit, et, par conséquent aussi, elle ne peut engendrer une construction encyclopédique quelconque.

Nous avons vu que toutes les tentatives d'encyclopédisation qui ont été faites jusqu'à ce jour étaient artificielles ou systématiques, pour employer la langue des naturalistes, et que par conséquent aucune d'elles ne pouvait conduire à cette grande généralité inconnue que nous cherchons, et qui formera le thème de la science de l'avenir. Nous avons vu que toutes elles avaient été construites pour enregistrer des faits acquis et pour dresser des nomenclatures, et que par conséquent leur résultat principal avait été de rendre imperceptibles cette multitude de lacunes qui rompent de toute part nos séries scientifiques; tandis que le but principal de toute encyclopédie devrait être d'ouvrir une source féconde de découvertes, en mettant en évidence tous les *desiderata* de la science. Nous avons vu enfin que, des trois doctrines générales qui se disputent le terrain de la science, deux étaient radicalement impuissantes : le matérialisme, parce que ses conclusions sont en contradiction formelle avec le fait universel lui-même : — le panthéisme, parce que ses conclusions sont en contradiction également formelle avec la méthode humaine; et, de cette conclusion générale, nous sommes déjà fondés à déduire que toute construction véritablement encyclopédique est impossible en dehors d'une doctrine purement spiritualiste.

Aucun être ne saurait manifester autre chose que les propriétés mêmes qui le constituent. L'homme lui-même n'exprime jamais, soit en signes, soit en actes, rien au-delà des éléments mêmes de son activité; l'homme ne peut rien sentir du monde extérieur, il ne peut rien comprendre, il ne peut rien imaginer non plus au-delà des possibilités qu'il possède comme aptitudes; en un mot, il ne peut percevoir de rapports autres que ceux qui sont établis comme possibles dans son organisme. Or, ainsi que nous l'avons déjà dit, le sens le plus sûr, parce qu'il est le plus général, que l'homme possède, le rapport le plus général qui soit établi en lui, c'est le rapport de l'actif au passif, de la cause à l'effet; et, par conséquent, toute construction encyclopédique devra, comme condition première, exprimer, et dans l'ensemble et dans les moindres détails, le rapport général de la cause universelle à l'ensemble des effets, et les rapports spéciaux des causes particulières aux faits particuliers. Voilà pourquoi tous les grands inventeurs, Descartes, Newton, Leibnitz ont également et nécessairement été conduits à se placer au point de vue de la création, et à poser en tête de leurs genèses une cause initiale, primitive, éternelle, qu'ils nommèrent Dieu : voilà pourquoi le matérialiste Buffon fut contraint de s'affirmer en quelque sorte lui-même comme puissance créatrice, et de lancer dans l'espace les fragments encore en fusion du soleil brisé; tant la position de l'esprit humain, à cet égard, est forcée.

La rigueur de cette argumentation toute métaphysique a pu échapper à quelques-uns d'entre vous; aussi, pour ne laisser aucune incertitude dans votre esprit, nous voulons placer la question sur le terrain scientifique, et vous conduire, par une voie différente, à la même conclusion.

Dans toute spécialité scientifique, quelque positive et quelque complète qu'elle paraisse, dans la science astronomique elle-même, il existe de nombreuses *inconnues* dont les unes sont inaccessibles à tous nos moyens d'investigation, et dont les autres constituent seulement des *desiderata* ou des lacunes que les efforts humains devront nécessairement combler un jour. S'il en est ainsi dans chaque science spéciale, à plus forte raison en est-il ainsi lorsque l'on envisage les différentes spécialités entre elles. Partout il se rencontre une inconnue du même genre, en ce sens qu'elle est fondamentale, *germinale* en quelque sorte : c'est cette *inconnue* qui fait qu'une classe tout entière de phénomènes constitue une catégorie à part et engendre une science spéciale ; c'est cette *inconnue* que l'on désigne sous le nom de *force* ou de *propriété*. Ainsi, pour n'en citer qu'un seul exemple, c'est une *inconnue* de cet ordre qui sépare radicalement les corps bruts, ces agrégations passives de matière qui obéissent toujours au mouvement qu'ils reçoivent, des corps organisés qui se meuvent spontanément. Ainsi l'universalité des phénomènes se trouve divisée en deux catégories : les phénomènes des corps organisés et les phénomènes inorganiques ; et ces catégories sont fondées sur l'existence d'une *inconnue* en vertu de laquelle le corps est tantôt complètement passif, et tantôt se meut plus ou moins spontanément.

Mais outre cette inconnue fondamentale que l'on touche à chaque instant par tous les sens, mais dont les sens ne sauraient donner le secret, il existe dans chaque science spéciale des *inconnues* d'un ordre inférieur d'où naissent, dans ces spécialités mêmes, des contradictions choquantes. Ainsi en astronomie, la stabilité absolue du système planétaire suppose que les planètes se meuvent dans le vide absolu ; et, d'un autre côté, puisque ces mouvements sont en partie les résultats des influences réciproques des planètes, il faut nécessairement admettre que ces mouvements s'effectuent dans un milieu matériel quelconque, puisqu'il serait absurde d'admettre que la matière pût agir sur de la matière à distance. Ainsi, en physiologie, la théorie de la nutrition établit que tout tissu change continuellement, par assimilation et par élimination, dans ses éléments intimes; tandis que la théorie des fonctions établit dans ces mêmes tissus un mode d'action identique et continu pendant toute la durée de la vie.

Or, pour créer une construction encyclopédique dans toute l'étendue que nous assignons à ce mot, pour établir un système qui comprenne et qui coordonne toutes les connaissances acquises, en établissant en série les différentes spécialités, et en les plaçant dans l'ordre hiérarchique suivant lequel elles se lient et s'engendrent, et qui en même temps saisisse et mette en saillie toutes les lacunes, toutes les inconnues, il faudra bien que vous nommiez, au début même de votre œuvre, la grande, l'universelle inconnue : il faudra bien que vous vous placiez au point de vue d'une création, et que vous supposiez ensuite agissant pendant toute la durée des temps, une force créée et déposée dans la matière, qui engendre l'infinie variété des phénomènes de notre monde, et qui fournisse l'harmonie, l'unité, le lien de toutes ces parties si diverses d'aspect. De là découleront facilement toutes les hypothèses de détail destinées à combler les lacunes secondaires; et, en procédant ainsi, vous aurez établi une coordination des sciences, envisagées comme autant de faits généraux, précisément par les mêmes méthodes que vous obtenez la coordination scientifique d'une série quelconque de faits particuliers, une astronomie, une chimie, une physiologie. Vous créez, par hypothèse, une force, et vous en donnez la formule; et si, par vérification, vous trouvez que cette formule tient compte des phénomènes observés, et vous révèle l'existence de phénomènes jusqu'alors inconnus, vous prononcez votre formule exacte.

Ainsi fit Pythagore, le grand fondateur de la science grecque ; ainsi fit son analogue dans les temps modernes, Descartes. Tous deux affirmèrent la cause inconnue, universelle, éternelle, qu'ils nommèrent Dieu ; tous deux assignèrent, comme origine des temps, l'acte par lequel cette cause créa la matière et la doua de certaines propriétés, de certaines forces ; puis, cela fait, tous deux envisagèrent l'universalité des phénomènes de notre monde comme les effets nécessaires et mécaniques des forces créées au principe des temps. Mais, parce que Dieu n'a été envisagé par eux que comme créateur d'une force initiale ; et parce que tous les phénomènes de cet univers ont été regardés comme des conséquences nécessaires de cette force une fois créée, la théorie de Pythagore, comme la théorie de Descartes, mise en œuvre dans l'atelier scientifique, et vérifiée dans toutes les directions de l'activité humaine, a nécessairement conduit à concevoir l'ordre phénoménal actuel comme un fait circulaire, et cette conception a conclu, d'une manière non moins fatale, à une science matérialiste et, par conséquent, fausse.

Ainsi, après avoir démontré que toute science est impossible si l'on n'admet l'existence de Dieu comme créateur d'une force initiale, nous sommes encore conduits à admettre que Dieu est intervenu directement et successivement dans l'œuvre de sa création, et qu'il y a déposé des forces nouvelles ; car l'histoire nous démontre, par une expérience deux fois répétée, que toute doctrine contraire aboutit à une conclusion identiquement la même que celle d'une doctrine purement matérialiste.

Ainsi, pour résumer en une formule générale toute cette discussion, nous dirons :

Une construction encyclopédique doit procéder de Dieu, c'est-à-dire de la cause universelle, à l'ensemble phénoménal actuel, c'est-à-dire à l'universalité des effets, en affirmant successivement les forces diverses que Dieu a successivement créées, et en démontrant expérimentalement les lois auxquelles ces forces sont soumises.

La succession des causes et la succession des effets étant renfermées d'une manière obligatoire entre deux termes finis, le principe d'activité et le principe de passivité, ces deux termes doivent être nécessairement affirmés primordialement : ce sont ces deux termes que l'on nomme aujourd'hui *Dieu* et *matière.*

Ces deux termes sont également inconnus, également insaisissables dans leur essence pour l'esprit humain ; car l'homme, étant une activité relative, ne peut comprendre ni l'activité absolue ni l'absolue passivité ; mais l'existence de tous deux est également inniable, puisque ces deux termes étant rationnellement corrélatifs, l'un d'eux ne saurait exister si l'autre n'existe. Affirmer la matière sans affirmer Dieu, c'est affirmer l'effet sans affirmer la cause, c'est affirmer l'absurde. Voilà la limite absolue de la logique humaine : ou il faut admettre l'existence de la cause et de l'effet, ou il faut affirmer le néant.

Le principe d'activité est éternel, infini, indivisible : le principe de passivité, limité dans le temps et dans l'espace, est divisible à l'infini.

Parce que l'homme ne peut prouver que des *phénomènes,* et que dans tout phénomène il y a nécessairement et une substance matérielle et une propriété, ou une force causale, il suit que la matière doit demeurer éternellement inconnue quant à son essence; et par conséquent aussi, au point de vue humain, il est impossible de nier que Dieu créa la matière lorsqu'il soumit la passivité à des forces qui engendrèrent des phénomènes.

Ainsi, la formule la plus générale à laquelle l'homme

puisse atteindre, puisque cette formule affirme en même temps les deux termes les plus généraux qui existent, et le rapport le plus général qui puisse exister entre ces deux termes, est la formule suivante : « *Au principe des temps Dieu créa la matière* »; et c'est là aussi la formule qu'il faut inscrire en tête de toute encyclopédie.

Dieu, en créant la matière, y déposa des forces ; mais ces forces, ainsi que l'activité qui les a engendrées, ainsi que la passivité qui les a reçues, sont inconnues dans leur nature intime, dans leur essence, et ne peuvent être étudiées par l'homme que dans les phénomènes qu'elles engendrent. Or, l'universalité des phénomènes de ce monde indique l'existence de trois ordres de forces radicalement distincts, que nous désignerons ainsi : Les forces circulaires, les forces sérielles, les forces libres.

De la force circulaire. Les forces ne peuvent être définies que par leurs manifestations phénoménales, puisqu'elles sont essentiellement inconnues dans leur nature intime. Nous définissons donc la force circulaire : — Une force qui se manifeste dans une succession de termes, lesquels semblent s'engendrer les uns les autres.

L'existence de la force circulaire est manifeste dans l'universalité des phénomènes de notre monde ; et c'est même cette ubiquité de la force circulaire qui lie si intimement tous les phénomènes entre eux, et qui a rendu si complètement vaines toutes les tentatives qui ont été faites pour distribuer les phénomènes en catégories distinctes et séparées les unes des autres par des définitions impliquant contradiction. Les lois de la dynamique, de l'astronomie, de la physique, de la chimie inorganique, impliquent des forces de l'ordre purement circulaire ; car, dans toutes les successions de phénomènes que ces lois régissent, tout terme peut être indifféremment envisagé comme une cause devenue effet ou comme un effet qui va devenir cause. Enfin, dans la physiologie, la *circularité* est présente dans tous les phénomènes de la nutrition.

La prévision scientifique n'est complète, et l'intervention directe de l'activité de l'homme n'est possible, que dans les phénomènes qui sont exclusivement dépendants des forces de l'ordre circulaire. Parce que chaque phénomène de cet ordre se présente comme *effet* du phénomène qui a précédé et comme *cause* du phénomène qui va suivre, le premier degré de prévoyance, celui qui résulte de la connaissance de l'ordre de succession des phénomènes, est accessible à l'homme ; et parce que ces phénomènes ne sont eux-mêmes que des apparences qui supposent l'existence d'un substratum matériel unique et de propriétés causales diverses, le contact apparent des phénomènes nous révèle un contact réel et invisible entre ces propriétés causales : or, c'est sur la connaissance de la loi qui règle les contacts de ces propriétés causales que repose le deuxième degré de la prévoyance scientifique, celui qui résulte de la connaissance de la loi de génération des phénomènes.

La conclusion générale et mathématique des lois circulaires, c'est la stabilité absolue ou l'immuabilité des phénomènes ; la conclusion générale et pratique de ces mêmes lois, c'est l'anéantissement complet de tout phénomène par la cessation absolue de tout mouvement. En effet, la stabilité complète du phénomène, suivant la loi circulaire, suppose nécessairement que ce phénomène s'accomplit dans un milieu dont la résistance est nulle : dès lors que cette résistance existe, si minime qu'on la suppose, le phénomène marche nécessairement et continuellement vers un anéantissement définitif. Ainsi, la conclusion *mathématique* des *lois* astronomiques actuelles, c'est la stabilité complète du système planétaire ; tandis que la conclusion *pratique* du *fait* astronomique, c'est la réunion de tous les corps de notre système à la masse du

soleil ; et si, comme cela est probable, notre soleil lui-
même décrit un orbe immense autour de quelque centre
éloigné, et s'il en est encore de même pour tous les
autres soleils de l'univers, la conclusion définitive du
fait universel, c'est la condensation finale de toute la
matière créée en une masse unique, invariable de figure
et complètement immobile dans l'espace absolu. Telle
est en effet la conclusion de Laplace, et telle fut aussi la
conclusion à laquelle Newton lui même fut forcément
conduit ; aussi affirmait-il que Dieu, qui avait créé le
monde par son acte immédiat, pouvait bien aussi intervenir directement pour maintenir et pour conserver
l'œuvre de sa création.

Les forces de l'ordre circulaire furent créées les premières ; et, pendant un espace de temps dont la durée
est inconnue, le monde fut livré à l'action exclusive de
ces forces. Alors la matière revêtit ses trois formes
distinctes : la forme solide, la forme liquide et la forme
gazeuse : les eaux se séparèrent des terres et se reti-
rèrent dans leurs abîmes : l'atmosphère s'étendit sur
toute la surface du globe ; et tous ces phénomènes gi-
gantesques, qui constituent l'histoire du premier âge de
notre monde, s'accomplirent.

De la force sérielle. — La force sérielle ou *progressive*
doit être définie : — une force qui engendre une série
phénoménale dont les termes se succèdent l'un l'autre
dans un ordre croissant, mais ne s'engendrent pas.

Des forces de l'ordre sériel se manifestent dans tous
les phénomènes organiques ; car il n'existe pas d'être
organisé qui ne présente à un degré quelconque un fait
de développement, et tout fait de développement est
sous la dépendance immédiate d'une force sérielle. Nous
croyons même que l'on peut trouver dans la présence
de ce fait la différence radicale qui sépare les corps organisés des corps inorganiques, distinction que l'on a

vainement cherché jusqu'ici à établir par des caractères différentiels dont l'importance est quelquefois assez équivoque. Les corps inorganiques sont tous, sans exception, les résultats de combinaisons chimiques opérées entre d'autres corps supposés élémentaires ou simples : la combinaison elle-même est un fait instantané ; du moins est-il impossible de saisir l'instant inappréciable pendant lequel elle s'effectue ; et, cette combinaison effectuée, le minéral persévère dans la forme qui en résulte, jusqu'à ce que les conditions d'une combinaison nouvelle lui soient offertes. Ainsi le minéral n'atteint pas la forme définitive qui le constitue par une série quelconque de transformations ; il atteint cette forme définitive immédiatement et dès le principe de son existence comme être distinct, et il persévère dans cette forme tant qu'il demeure soustrait aux conditions qui doivent la détruire. Dans le règne organique, au contraire, il n'est pas un seul être, si simple qu'il soit, qui ne présente un phénomène quelconque de progression, ou, pour parler le langage ordinaire, un phénomène d'évolution ; il n'est pas un seul être qui ne passe d'une forme plus simple à une forme plus complexe : la science des corps organisés, telle qu'elle existe actuellement, permet d'affirmer qu'il n'existe pas un seul être organisé qui ne provienne primitivement d'un germe, et qu'aucun être ne présente dès l'origine les conditions organiques nécessaires à son existence individuelle. Or c'est là une distinction capitale, car cette distinction nous révèle la création d'une force radicalement distincte de la force circulaire.

Au point de vue mathématique, la force circulaire conclut à l'immuabilité du phénomène ; mais la conclusion réelle et pratique de cette force, c'est l'anéantissement de tout phénomène par la cessation de tout mouvement. La force sérielle, au contraire, tend à imprimer

un mouvement constamment ascensionnel qui constitue
le fait de développement proprement dit. Ainsi, dans la
physiologie humaine, à quelque époque de la vie que
vous preniez l'homme, depuis le moment où l'ovule fé‹
condé commence la série des évolutions embryonnaires,
jusqu'à l'âge de la puberté, époque à laquelle l'homme
a atteint, selon les naturalistes, le dernier terme de son
développement physique, et est devenu apte à reproduire son espèce ; quelle que soit, disons-nous, dans
cette série de phases, la phase que vous choisissiez, quel
que soit l'organe ou le système d'organes que vous vous
proposiez d'étudier, vous aurez à tenir compte de deux
ordres de phénomènes complètement distincts : 1° les
phénomènes de l'ordre circulaire en vertu desquels s'effectue la nutrition de cet organe ; et 2° les phénomènes
de l'ordre sériel en vertu desquels s'effectue le développement de cet organe (l'organogénésie), et dont le
résultat définitif sera de donner à cet organe la forme
qui répond le plus parfaitement aux fonctions qu'il doit
remplir. Ainsi, la force sérielle *traverse* en quelque sorte
la force circulaire, et c'est précisément là l'expression
générale de cette lutte incessante, de cette contradiction perpétuelle que l'on remarque entre les phénomènes
des corps organisés et les phénomènes inorganiques.

Les Égyptiens exprimaient l'opposition de l'esprit et
de la matière au moyen d'un signe hiéroglyphique qui
reproduit parfaitement, sous forme symbolique, notre
pensée : — un cercle, symbole du mouvement fatal, tra-
versé par un serpent, symbole du mouvement spontané.

L'action de cette force sérielle modifie extrêmement
la nature des affections morbides ; et la différence si remarquable qui existe entre les maladies des enfants et
celles des hommes adultes ne tient pas à une autre cause.
Sous ce rapport, la plupart des nosographies sont dé-
fectueuses. Il est constant aussi pour nous que l'on ne

possédera une anatomie véritablement rationnelle et une
bonne physiologie des organes et des tissus que lorsque
l'on aura opéré la séparation nette et formelle des phénomènes de nutrition et des phénomènes de formation : par
cela même, une grande partie des recherches anatomiques modernes (et nous citerons plus spécialement les
travaux de philosophie anatomique de M. Geoffroy-Saint-
Hilaire, qui sont fondés sur la confusion complète de ces
deux ordres de phénomènes, et qui précisément tendent
à expliquer des phénomènes de l'ordre sériel par des
lois de l'ordre circulaire, ou, en d'autres termes, des
phénomènes de formation par des théories de nutrition),
par cela même, disons-nous, ces recherches sont à nos
yeux frappées de stérilité.

La force sérielle traverse, avons-nous dit, la force
circulaire, et en ce faisant elle modifie d'une manière
très remarquable la nature des phénomènes. C'est dans
les phénomènes de la chimie organique que se manifeste
la présence simultanée, le contact, ou, plus exactement
encore, la *synergie*, de ces deux forces ; et les différences
remarquables qui existent entre les deux branches de la
chimie indiquent suffisamment quelle est la puissance de
la force sérielle. Ainsi, pour n'en citer qu'un petit nombre
d'exemples, la loi des proportions multiples se trouve
vraie, presque sans exception aucune, dans toutes les
combinaisons de la chimie inorganique, tandis qu'elle se
trouve fausse, presque sans aucune exception, dans
toutes les combinaisons de la chimie organique : — la
grande majorité des combinaisons inorganiques peuvent
être ramenées à leurs éléments constitutifs par des voies
analytiques, et reconstituées synthétiquement de toutes
pièces au moyen de leurs éléments ; tandis que la totalité
des combinaisons organiques, appelées *principes immé-
diats,* peuvent bien être ramenées à leurs éléments pri-
mordiaux ; mais il existe à peine un principe immédiat

qui puisse être créé de toutes pièces par la voie chimique ; — enfin, dans la chimie inorganique, les mêmes éléments, combinés dans les mêmes proportions, constituent dans la majorité des cas des produits dont les propriétés chimiques sont identiquement les mêmes ; tandis que, dans la chimie organique, les mêmes éléments, combinés dans les mêmes proportions, constituent, dans un très grand nombre de cas, des produits dont les propriétés chimiques sont essentiellement distinctes.

Dans les phénomènes de l'ordre sériel, les termes se succèdent, mais ne s'engendrent pas ; il n'existe entre ces termes divers d'autre rapport que le rapport de progression que l'esprit crée et perçoit. Pour que l'esprit puisse créer ce rapport, il faut nécessairement qu'un certain nombre de termes existent, et l'esprit ne saurait rien prévoir au-delà. Il suit de là que la prévision scientifique ne peut exister complète pour les phénomènes de l'ordre sériel ; et il suit encore que l'homme ne saurait intervenir dans ces séries phénoménales pour en renverser les termes. Ainsi, la physiologie donne les moyens de modifier la nutrition d'un organe et d'en déterminer ainsi l'hypertrophie ou l'atrophie ; mais il n'existe aucun moyen possible d'altérer, soit dans leur mode, soit dans leur ordre, les différents termes qui constituent la progression ou l'évolution de cet organe : la puissance humaine se borne à ralentir ou à accélérer la marche de la succession en agissant directement sur les phénomènes de l'ordre circulaire. On peut rendre la puberté hâtive par une éducation dirigée dans un sens déterminé ; mais on ne peut pas faire que les phénomènes de la puberté soient, avant que les phénomènes de la première et de la deuxième dentition n'aient été. Et il en doit nécessairement être ainsi ; car, comme nous le verrons, chaque terme de la série a été créé par un acte distinct de Dieu, qu'aucun acte humain ne saurait changer ni anéantir.

En effet, l'embryogénie tend à démontrer que les ovules, ou formes matérielles primitives, de toutes les espèces animales sont sensiblement, sinon identiquement, les mêmes quant à leur structure anatomique et leur composition organique ; mais ces ovules diffèrent essentiellement entre eux quant à la force sérielle qui est déposée en eux, et qui est spéciale à chaque espèce animale. Dans les animaux qui nous sont les mieux connus, ceux qui se reproduisent par fécondation, l'ovule paraît soumis à l'influence de la seule loi circulaire, jusqu'à ce que la fécondation ait lieu ; et cela est tellement vrai, que le phénomène de la circularité conclut définitivement à l'anéantissement du germe. Mais dès que la fécondation a eu lieu, la force sérielle (*vis formativa* des anciens physiologistes), qui y était en puissance d'être, se traduit en actes ; et alors commence une série de révolutions progressives, ou d'évolutions, qui ne doit cesser que lorsque le germe aura acquis la forme définitive qui caractérise son espèce, et sera apte à créer des êtres semblables à lui-même. Ces évolutions ou progressions sont soumises à des constantes générales que l'on peut ainsi formuler :

1° La force sérielle, dans ses manifestations actuelles, présente un système de propriétés qui est en concordance parfaite avec le système de progressions qui a présidé à sa formation. Elle a été élevée successivement au degré de puissance qu'elle possède aujourd'hui : et elle se manifeste en conséquence incessamment par une somme de produits qui représente constamment la série des termes par lesquels elle a été portée à l'état où nous la voyons maintenant. En effet, elle est la résultante d'une série de puissances successivement ajoutées, par la volonté divine, à une puissance primitive. Il suffit de méditer sur la série des formations qui caractérisent chaque période géologique pour reconnaître que la force sérielle n'a point toujours été semblable à ce qu'elle est aujourd'hui; pour reconnaître qu'elle a été accrue, à chaque époque, d'une puissance de plus, et pour reconnaître enfin que cet accroissement de puissance est l'effet d'un acte de Dieu; car, qui peut changer l'ensemble d'un monde matériel et fatal, si ce n'est l'être souverainement libre qui en est le créateur et l'arbitre?

2° En conséquence, la force sérielle doit être considérée comme formée de diverses puissances ou propriétés spéciales, dont chacune est l'élément germinal et sériel d'une espèce particulière. La force sérielle est une quant à sa fonction générale; elle est multiple quant aux effets.

3° En passant de l'état d'ovule à l'état d'individu parfait, chaque être ou chaque espèce passe par une série de formes analogues à la série des formes qui lui sont inférieures dans l'échelle des êtres.

4° Le passage d'un état, ou d'une forme, à un autre, a lieu, dans le fœtus, par l'effet d'une modification déterminée par la force sérielle sur la direction des forces de l'ordre circulaire.

5° L'acte de la force sérielle spéciale qui détermine cette modification, ne peut avoir lieu qu'à la condition d'un certain état des forces circulaires.

On reconnaît l'état des forces circulaires à l'état du milieu matériel où elles résident et qu'elles produisent. Si ce milieu est faible, l'évolution est retardée; s'il est fort, elle est hâtée. En un mot, si le milieu n'est pas dans un certain état déterminé, la force sérielle n'agit point; en sorte qu'il peut en résulter ce que l'on appelle un arrêt de développement. Mais jamais la force sérielle n'est modifiée dans son essence par l'état du milieu. Celui-ci lui sert d'instrument ou de moyen. Ainsi le phénomène de transformation (voyez par exemple celui des âges, les dentitions, la puberté, etc.) est hâté, ralenti, ou manqué selon la nature des éléments que le milieu fournit à l'énergie sérielle.

6° Tout l'organisme futur, c'est-à-dire le plan entier de l'être matériel, est virtuellement contenu dans le germe sériel ou la semence. C'est cette force germinale qui soutient et conserve l'espèce dans les végétaux et les animaux.

7° Lorsque l'individu est sorti de l'œuf où il est primitivement enfermé, la force sérielle ne cesse pas d'agir; elle produit encore diverses transformations : ce sont celles des âges.

8° L'action de la force sérielle permet à la force circulaire de subir, dans certaines limites, l'influence de l'hérédité.

9° Aussitôt que la force sérielle cesse de produire des transformations, la force circulaire prend le dessus. Le dernier terme de la prédominance de cette dernière est la solidification des tissus, c'est-à-dire la vieillesse, la décrépitude et la mort.

Forces spirituelles. On a nié l'existence de cet ordre de forces; on a voulu que l'homme n'eût point d'ame, rien, en un mot, qui le distinguât des animaux. Ce n'est point par la science que l'on a été conduit à émettre une pareille négation ; c'est par l'effet de passions complètement étrangères à la science, dont ce n'est pas ici le lieu de s'occuper. On s'est servi, pour donner à cette négation une apparence de vérité, du moyen de l'analogie : on a dit que, puisque les animaux n'avaient besoin pour exister que de leur organisme, on ne voyait pas qu'il fût nécessaire d'admettre dans l'homme autre chose que l'organisme pour rendre compte de son existence. On a dit que, puisque les différences remarquées dans l'organisme expliquaient les différences d'instincts et de mœurs qu'on observait dans les animaux, de même c'était les différences observées dans l'organisme de l'homme qui expliquaient ses mœurs et ses instincts. En vérité, Messieurs, il faut se faire violence pour se résoudre à répondre à un argument aussi grossier et aussi faux sous le rapport logique. Y a-t-il en effet la moindre analogie entre les phénomènes propres à l'espèce humaine et ceux propres à telle classe animale que l'on voudra choisir? Ce qui différencie l'homme, ce qui en fait un être à part, n'est-ce pas la faculté de vivre en société, la faculté de créer des signes, de parler, d'écrire, etc., la faculté d'agir *à priori*, la faculté de connaître, d'inventer, de se perfectionner, etc.? Ce qui différencie l'homme, n'est-ce pas qu'il est un être essentiellement social? Or, quel animal lui ressemble sous ces rapports? L'animal est toujours mû *à posteriori*, c'est-à-dire par l'effet d'excitations venant du monde extérieur, ou du monde de ses instincts. L'homme quelquefois se laisse mouvoir ainsi ; alors, selon l'énergique expression populaire, il agit *en bête ;* mais le plus souvent il agit *à priori*, c'est-à-dire par des motifs qui ne viennent ni des excitations du monde extérieur, ni des sollicitations de ses instincts. C'est parce qu'il agit *à priori* qu'il résiste au mal qui lui plaît, et fait le bien même lorsque celui-ci est pour lui l'occasion d'une douleur physique : c'est parce qu'il agit *à priori* qu'il obéit au devoir, qu'il se dévoue, qu'il invente, se perfectionne, etc. Or, Messieurs, tout phénomène est le signe d'une force; et certes celle qui fait que l'homme agit dans un sens contraire aux impulsions animales ou à ses instincts organiques est une force spéciale propre au seul être qui dans la nature vivante manifeste une telle faculté spéciale, à l'homme en un mot.

Le suicide même, Messieurs, est une grande démonstration de l'existence de l'ame. Connaissez-vous un animal qui ait opéré sur lui-même le suicide? Non, sans doute. C'est que le suicide n'est point un phénomène pre-

nant origine dans l'organisme ; il est l'effet d'une volonté
à priori : il serait souverainement absurde qu'il y eût dans
l'organisme un instinct de se tuer, comme il y en a un
pour se conserver.

Ainsi, Messieurs, c'est en opérant une confusion grossière, en commettant la faute que l'on appelle dans l'école
ignoratio Elenchi, que l'on a été conduit à établir la singulière analogie dont on s'est servi pour donner une apparence à l'hypothèse de la non-existence de l'ame chez
l'homme. Pour bien raisonner, il eût fallu comparer
l'homme avec un animal quelconque quant à la faculté de
connaître, de parler, d'inventer, de se perfectionner, de
faire société, etc. ; et l'on eût aperçu, de suite, que l'a-
nalogie était impossible. Cependant, Messieurs, nous ne
tenons compte ici que du fait individuel chez l'homme ;
que serait-ce si nous transportions la comparaison sur
le fait social, sur le fait en vertu duquel tous les hommes
semblent, depuis les premiers temps jusqu'à nos jours, ne
former qu'une seule société?

Or, Messieurs, cette analogie étant démontrée absurde,
que reste-t-il pour prouver la négation dont il s'agit?
rien que la négation elle-même.

Dira-t-on que l'ame n'existe pas, parce que, lorsque le
cerveau est profondement lésé, l'homme meurt et ne nous
manifeste plus de pensées? Mais, ce serait comme si on
niait au cerveau la faculté de commander tel ou tel mouvement, parce que lorsque tel ou tel muscle est détruit,
ce mouvement devient impossible. Argumentera-t-on de
ce qui se passe dans la folie? Mais alors il faudrait argu-
menter contre la puissance du cerveau de ce qui se passe
dans la chorée, dans les convulsions hystériques, épilepti-
ques, dans l'extase, etc. Qu'y a-t-il d'étonnant lorsque le cerveau malade transmet des impressions fausses, que l'ame,
agissant conformément à ces impressions, se trompe et
commande de faux mouvements? Lorsqu'un sens est le

siége d'une hallucination et détermine le malade à des
actes en rapport, direz-vous, à cause de cela, que l'individu dont il s'agit n'a pas de cerveau? Non, sans doute,
Messieurs. Pourquoi donc raisonner plus mal lorsqu'il est
question de psychologie que lorsqu'il est question de
pathologie? C'est qu'en pathologie on n'a point intérêt à
se tromper; mais en psychologie on aime une erreur, on
chérit une négation, qui nous met à l'aise vis-à-vis de la
morale, vis-à-vis de la religion, et vis-à-vis des pratiques
qu'elles commandent.

Mais c'est assez sur ce sujet; nous aurons bientôt occasion d'y revenir.

Esquisse d'un système encyclopédique.

Maintenant, Messieurs, je vais vous présenter l'esquisse
d'une encyclopédie tracée selon le système qui nous paraît exclusivement propre à accomplir la triple fonction
que nous avons assignée à ce genre de construction;
savoir : 1° de donner une idée générale de la science :
2° de classer exactement toutes les connaissances acquises; et 3° d'indiquer les connaissances qui nous manquent. Vous ne devez considérer ce travail que comme
un essai ; et cependant j'espère que vous y reconnaîtrez
qu'il est possible de formuler une classification dont les
propriétés soient telles, que l'on y voie en quelque sorte
d'un coup d'œil, 1° l'ensemble et le but de la science,
ainsi que les rapports des spécialités entre elles ; 2° l'état
réel de nos richesses intellectuelles ; 3° et la direction
que doit prendre l'activité scientifique pour accroître ces
richesses. Or, Messieurs, pour atteindre ce triple résultat
il faut, nous le répétons, dresser le plan de ce que nous
savons et de ce que nous ne savons pas.

Que savons-nous? Que nous apprennent les sciences
dites positives? Elles nous apprennent que chaque être

naturel n'existe qu'à condition, soit au moins de résister au monde extérieur, comme les corps bruts, soit en outre de s'emparer des éléments de ce monde, comme les corps organisés. En tous lieux et partout nous ne voyons que des individualités qui ne subsistent que par une victoire incessante remportée par les unes sur les autres. Les espèces minérales sont conservées par la force de cohésion, qui en unit les molécules intégrantes : les êtres organisés vivent non seulement à condition de résister à l'énergie des affinités extérieures, mais encore en détruisant ces affinités. Bien plus, ils agissent les uns sur les autres pour s'anéantir, ils se nourrissent les uns des autres : l'opposition et la guerre sont partout, la paix et le repos nulle part : quand on pénètre dans le détail des faits naturels tout semble antagonisme et contradiction. Or ce sont là des produits de causes cachées, inconnues dans leur essence; mais l'on a dû conclure de cette contradiction manifestée dans les effets, et l'on en a conclu, que les causes elles-mêmes étaient multiples, opposées, contradictoires entre elles : les sciences n'ont pu faire autrement que de reproduire en elles-mêmes ce genre d'opposition, dans lequel la spécialité de chaque être ne semble fondée que sur la négation et la destruction de ce qui n'est pas lui. Examinez les définitions par lesquelles, au début de chaque science, on cherche à en déterminer l'objet particulier et surtout le caractère propre : vous ne trouverez presque toujours rien de plus qu'une affirmation négative, dans laquelle on exprime ce que la science n'est pas, mais non point ce qu'elle est. Ainsi voyez comme on définit la science des corps bruts et celle des corps organisés; et vous reconnaîtrez que les définitions se réduisent à ces quelques mots : Un corps brut n'est pas un corps organisé, et réciproquement. On rencontre une opposition analogue dans chacune des parties systématiques dont elles sont composées. Ainsi, comme nous l'avons vu, en astronomie le système du mouvement des planètes est rigoureusement exact à une condition, c'est que l'espace interplanétaire soit complètement vide. Or, le système sur l'émission de la lumière, comme celui sur les ondes lumineuses, suppose que l'espace est plein d'un fluide qui, quelque ténu qu'il soit, offre cependant une résistance réelle. En physiologie, comme nous l'avons dit déjà, dans le chapitre sur les fonctions des organes on vous dira comment la permanence des fonctions est inhérente à certains tissus ; et dans le chapitre sur la nutrition on vous prouvera qu'à chaque instant les tissus échangent les molécules intégrantes qui les composaient contre des molécules nouvelles, etc. De ces contradictions recueillies par la science les unes sont sans doute le fait de notre ignorance, et les autres sont réelles ; mais qui nous le dira et comment en juger ?

Il est certain que, quand on considère l'ensemble de l'univers lui-même sans tenir compte de la science et des détails qu'elle nous révèle, on ne voit plus rien de semblable. On a le spectacle d'une harmonie parfaite. Le fait de l'harmonie universelle est aussi manifeste que l'est, dans la science, celui du désaccord entre les parties. Il faut en conclure, ou que la science nous présente un tableau très inexact de la nature, ou que, si l'opposition entre les causes est une vérité, les théories scientifiques sont très incomplètes, puisqu'elles ne nous offrent que les contradictions, et rien qui nous représente le lien qui les expliquerait, et en ferait des parties harmoniques d'un ensemble parfaitement ordonné.

D'ailleurs un raisonnement que nous vous avons déjà exposé prouve *à priori* que l'univers ne subsisterait pas un instant dans l'état où nous le voyons, s'il était tel que les sciences nous le représentent. En effet, ou ces forces opposées, manifestées dans les effets, seraient égales entre elles, et alors elles devraient se faire équili-

bre et par suite produire une immobilité complète ; ou
ces forces seraient inégales, et alors l'une d'elles devrait
subalterniser toutes les autres, et produire encore en
définitive l'immobilité. Tout donc démontre, qu'il faut
sortir des considérations scientifiques ordinaires pour
parvenir à un système encyclopédique que l'on puisse
considérer, jusqu'à un certain point, comme un calque de
notre monde.

Nous avons reconnu, Messieurs, en quoi consistait ce
que nous savons, et nous avons une idée de ce que nous
ne savons pas. Par quel moyen arriverons-nous à combler cette immense lacune ?

C'est dans l'étude des relations des causes entre elles
que nous trouverons ce secret, et dans cette étude seule.
Que l'on ne nous objecte pas qu'il n'y a rien de positif
dans une étude qui ne s'occupe pas d'objets matériels
sensibles ; car ce serait refuser par le même argument
de s'occuper jamais de trouver la loi de génération d'une
classe quelconque de phénomènes. En effet, Messieurs, la
connaissance de cette loi de génération résulte de la
théorie du rapport entre les causes, comme la connaissance de l'ordre de succession des phénomènes résulte de
l'observation de la succession des effets. Est-ce autre chose
qu'une théorie du rapport des causes, que cette théorie
fameuse de la gravitation calculée par Newton ? Les corps,
dit-elle, ont reçu ou possèdent une tendance à se mouvoir
en ligne droite ; ils sont, de plus, doués d'une force
attractive ; de plus encore, ils acquièrent par le mouvement une vitesse proportionnelle à l'accélération du mouvement. Or que sont, et cette tendance à marcher en
ligne droite, et cette force attractive, et cette vitesse, si
ce ne sont des causes, et des causes multiples, car elles
se multiplient autant de fois qu'il y a de corps différents ?

Que l'on ne nous objecte pas non plus que raisonner
sur les causes, c'est raisonner sur des inconnues. Ne

sommes-nous pas aussi certains de cette prétendue inconnue que du phénomène lui-même? Qui doute que
l'espèce minérale, l'espèce végétale, l'espèce animale, ne
soient les effets de causes diverses? Qu'y a-t-il donc de
mieux connu dans l'effet que dans la cause? Sommes-
nous plus certains de l'un que de l'autre ; et la proportion de notre ignorance n'est-elle pas la même à l'égard
de l'un qu'à l'égard de l'autre?

Il est une notion fausse sur l'espèce des causes que
l'on rencontre communément, et qui existe peut-être dans
l'esprit de quelques-uns d'entre vous, notion que je ne
dois pas passer sous silence, et qu'il est peut-être important de détruire. Beaucoup de gens ont l'habitude de
considérer comme une cause un contact matériel d'où
résulte un effet. Ainsi, une bille vient à en toucher une
autre et à lui communiquer le mouvement : on dit que le
contact de la première bille est la cause du mouvement
de la seconde. Or c'est mal parler, c'est tenir un langage
inexact. Le fait est que la cause du mouvement de la
première bille est la vitesse ou la force d'impulsion qu'elle
a reçue, et la cause du mouvement de la seconde est la
transmission totale ou partielle de la force d'impulsion
ou de la vitesse que possédait la première. Cet exemple,
Messieurs, vous offre exactement ce qui se passe dans
tous les genres de contacts matériels que vous pourrez
observer. Les phénomènes qui se succèdent ne sont pas
l'effet de ce contact matériel qui frappe vos yeux, mais
celui du contact ou du rapport invisible établi entre les
causes. Ainsi il est vrai et uniquement vrai d'affirmer,
que tout phénomène est l'effet d'une cause de nature
invisible, ou du rapport établi entre plusieurs causes de
ce genre.

Et ici, Messieurs, il y a lieu d'attirer votre attention
sur une différence caractéristique qui sépare la science
ancienne de la science moderne. Les anciens s'appli-

quaient surtout à rechercher quelle était l'essence des causes ; les modernes ne recherchent que la loi du contact ou du rapport de ces causes, de manière à prévoir quels phénomènes résulteront de certains rapports donnés — rapports que nous sommes d'ailleurs sûrs d'établir toutes les fois que nous pouvons mettre les effets en contact, et sûrs de calculer à l'avance, de manière à créer des phénomènes selon notre volonté, toutes les fois que nous n'ignorons pas quels sont les rapports d'énergie existant entre les causes dont il s'agit. Prévoir et pratiquer étant l'unique but de la science de notre temps, on a abandonné avec raison une voie où l'on poursuivait seulement les intérêts d'une curiosité vaine, et où l'on ne pouvait atteindre aucun résultat certain. Il n'y a plus aujourd'hui que le matérialisme et le panthéisme qui s'occupent de rechercher l'essence des causes ; aussi sont-ils stériles comme l'est devenue la science ancienne en prenant cette direction. Mais revenons à notre sujet.

Nous avons dit que les phénomènes nous révélaient l'existence des causes : c'est un fait reconnu, et qui sert de base et de principe à toutes nos formules scientifiques les plus positives. Or, Messieurs, le phénomène de l'harmonie universelle, ce phénomène, qui est en même temps présent dans l'ensemble et dans les détails, et manifeste partout, est-il le seul de tous qui soit sans cause? C'est ce qu'il serait absurde d'admettre ; nous devons reconnaître qu'il a une cause, une, toute puissante comme le fait lui-même, qui est nécessairement un et tout-puissant, et qui nous apparaît tel.

Examinons en effet les causes une à une dans ces rapports d'où résultent les phénomènes qui frappent nos sens ; remontons, en suivant l'ordre de nos découvertes scientifiques, jusqu'aux lois qui règlent ces rapports : nous voyons que ces lois nous révèlent que chaque ordre

particulier de phénomènes qui forme l'objet d'une branche
spéciale des sciences, que chaque ordre particulier de
phénomènes, disons-nous, émane de principes contradictoires à tous ceux qui président à un ordre différent
de phénomènes. Or, appelons pour un moment ces lois
du nom de causes, et demandons-nous quelle loi toute-
puissante maintient le rapport harmonique nécessaire
entre toutes ces causes générales contradictoires : nous
arrivons à une loi générale supérieure à toutes les
autres. De quel nom l'appellerons-nous, Messieurs? Du
nom que le consentement universel du genre humain lui
a donné : nous l'appellerons la volonté de Dieu. Et remarquez, au reste, combien le langage scientifique est
précis, exact, positif. Voyez ce mot *Loi* par lequel on
désigne ce qui règle et forme en système plusieurs causes
de nature différente : ce mot semble avoir été choisi pour
diriger, de prime-abord, notre esprit à la pensée d'un
législateur suprême ou d'une volonté créatrice. Il en est
de même du mot *phénomène* : il semble avoir été choisi
pour nous enseigner que ce qui frappe nos sens n'est
que l'apparence de rapports invisibles; il vient, comme
vous le savez, du grec φαίνομαι, paraître. Mais ne nous
laissons pas écarter du but que nous poursuivons en ce
moment.

Le raisonnement précédent suffirait à démontrer l'existence d'une cause ou d'une loi universelle et souveraine,
en supposant que nous ne sachions rien de plus sur le
monde que ce que nous apprennent les sciences qui
s'occupent de l'état actuel de ce monde, telles que l'astronomie, la physique, la chimie, la zoologie, etc., etc.
Mais, lorsque nous portons notre attention sur l'origine
même de cet état actuel, nous acquérons des preuves
nouvelles qui viennent, si ce n'est accroître la force de
la démonstration, au moins lui donner un aspect nouveau et en quelque sorte plus sensible.

On disait autrefois, Messieurs, et c'est à Aristote qu'il faut rapporter cette doctrine, on disait que le monde avait été et serait éternellement tel que nous le voyons. Le matérialisme s'appuya sur cette idée. En effet, admettre que le monde change, c'est admettre qu'il y a en dehors de lui quelque chose qui le fait changer.

Je ne m'occuperai pas à réfuter l'opinion d'Aristote par une argumentation quelconque : il me suffira de dire qu'on y a fait des objections invincibles; vous en trouverez même quelques-unes dans le cours de nos leçons. Je me bornerai à vous rappeler un argument de fait que vous connaissez tous sans doute. La géologie nous apprend que le monde n'a pas été toujours dans l'état où il est; qu'il a subi des transformations dans tous les règnes qui le composent — transformations brusques, sans lien entre elles, séparées par des cataclysmes qui placent entre chaque révolution, dans la pensée comme dans le fait, un abîme infranchissable, une solution de continuité plus grande et plus réelle que celle existant entre la vie et la mort. Enfin, de révolutions en révolutions, la géologie nous conduit à apercevoir un commencement, mais un commencement qui se perd dans un passé indéfini. Or, suivez la géologie pas à pas; et, de toute nécessité, la logique vous conduit de phénomènes en phénomènes, de causes en causes, à un phénomène initial, à une cause initiale. Les hommes, Messieurs, ont donné à cette cause première le nom de Dieu, et au phénomène premier produit par cette cause le nom de création.

Mais, direz-vous peut-être, une cause de l'espèce que je vous présente n'offre rien de semblable à ce que les hommes ont compris sous le nom de Dieu : pourquoi lui donner ce nom? Détrompez-vous : c'est avec raison que nous l'appelons ainsi. En effet, vous ne pouvez admettre que la cause initiale soit inférieure, en une propriété quelconque, en quoi que ce soit, à une seule des créatures qu'elle a produites : cela serait absurde. Or nous autres hommes, les derniers venus d'une création dont nous ne connaissons pas le terme, nous avons la propriété du libre arbitre, du vouloir, du souvenir, etc.; évidemment la cause initiale possède toutes ces propriétés, et dans une proportion de puissance infinie, incompréhensible pour nous. Elle est libre, elle veut, elle se souvient, etc. Ainsi, Messieurs, vous voyez que nos pères avaient raison, et que le vulgaire, en ces matières, est resté plus fort que tout le philosophisme du dix-huitième siècle et de l'école de Stagyre. Je vous ferai même remarquer que la cause initiale est, de toutes les causes dont nous constatons la présence, celle que l'on connaît le mieux, et dont on sait le plus de propriétés.

Maintenant que nous avons trouvé le secret de l'harmonie universelle, c'est-à-dire le principe invisible qui produit l'unité du monde, il nous est possible de tenter une classification encyclopédique telle que nous la cherchons. N'oubliez pas, pendant le cours de cette recherche, ce principe de méthode admis dans la science, savoir : qu'une hypothèse est démontrée vraie lorsqu'elle rend compte des phénomènes auxquels elle se rapporte. Et, lorsque vous verrez que l'hypothèse Dieu, s'il m'est permis pour un instant de lui donner ce nom, est celle qui explique le plus de faits, pour ne pas dire tous, celle qui rend compte non seulement des existences brutes et vivantes, mais de l'existence sociale elle-même, vous reconnaîtrez qu'elle est la mieux démontrée et la plus certaine de toutes les vérités scientifiques.

Le premier mot de notre essai encyclopédique sera celui par lequel commence la Genèse : « Dieu a créé le monde. » Mais le plan dont nous nous occupons n'est pas destiné à offrir le développement génésiaque; il doit présenter seulement l'état actuel d'une manière exacte et complète; nous continuons donc par ces mots :

Par l'effet de la création, il existe, comme nous l'avons déjà dit, dans le monde actuel trois espèces de forces spéciales qui agissent simultanément : la force sérielle, la force circulaire, les forces spirituelles. L'encyclopédie doit les ranger dans trois ordres parallèles, pour en représenter exactement la situation respective. Si l'on établissait une hiérarchie quelconque entre elles, on ne présenterait plus un tableau exact de l'état présent, mais un tableau de la formation génésiaque. Ainsi c'est sur la même ligne que l'on doit inscrire les catégories de sciences qui sont relatives à l'étude des effets produits par les trois espèces de forces dont il s'agit. C'est de cette manière que devrait être tracé un plan synoptique de l'encyclopédie ; mais la nécessité du discours ne nous permet pas de suivre cette règle dans la description dont nous allons nous occuper. Nous allons parler d'abord de la force sérielle, puis nous traiterons de la force circulaire, et enfin de la force spirituelle.

Force sérielle. — Nous croyons vous avoir déjà entretenus de la définition du mot *série.* On doit entendre par *série* une suite de termes croissants ou décroissants, selon la direction où on les envisage, sans lien entre eux autre que celui de la croissance ou de la décroissance que l'esprit de l'homme aperçoit dans l'ensemble de la série. Or, par force sérielle nous entendons celle qui produit des séries semblables dans l'ordre naturel ; on pourrait aussi appeler cette force, force progressive physique. Nous trouvons des preuves de l'existence de cette force, 1° en géologie ; 2° dans l'anatomie comparée végétale et animale ; 3° dans l'embryogénie. En effet, Messieurs, l'écorce du globe est composée de diverses couches qui sont semées des débris de formations animales et végétales différentes les unes les autres, et superposées dans un tel ordre, que manifestement les formes végétales ou animales les plus inférieures nous apparaissent comme les plus anciennes, et les plus parfaites comme les plus modernes.

La présence de cette force se manifeste autrement que par des débris. Les formes animales et végétales actuelles, en allant de la plus simple et de la plus faible à la plus compliquée et à la plus puissante, nous présentent une série qui nous rappelle complètement, et qui conserve sous nos yeux, la série des formations génésiaques : c'est l'anatomie comparée qui s'occupe de ce genre de rapport entre les formes des corps vivants. Enfin l'embryogénie est une nouvelle preuve de la présence de cette force. Vous savez que le fœtus, dans ce que l'on appelle assez improprement son évolution, passe par une série de formes qui reproduisent successivement tous les degrés d'organisation, depuis la plus inférieure jusqu'à celle qu'il doit conserver définitivement. On vous fera sans doute un cours sur ce sujet dans cet établissement. Il y en a des effets qui frappent tous les yeux : tout le monde sait que la grenouille, avant d'arriver à l'état de reptile, passe par l'état de poisson ou de têtard : tout le monde voit le phénomène des âges chez l'homme, phénomène qui se manifeste dans la première et la seconde dentition, dans l'apparition de la puberté, etc. Ainsi, Messieurs, la force sérielle existe avec tous ses produits passés et dans une multitude d'effets présents ; c'est elle qui règle, gouverne et entretient la formation des êtres vivants ; elle est en quelque sorte la source de cette germination universelle qui lutte incessamment contre la mort. Nous verrons bientôt, lorsque nous traiterons de la force circulaire, que la conclusion de l'action de cette dernière force est toujours de produire en définitive l'immobilité ou la mort. Or, la force sérielle lutte directement contre cette tendance, car elle ne cesse de produire de nouveaux et d'innombrables germes de mouvements. Sous le titre de la force sérielle, nous rangerons donc les différentes spécialités qui touchent les générations et les formations des êtres : ce sont la géogénie ou géologie ; la

palœontologie; l'anatomie comparée, végétale ou animale; l'ovologie et l'embryogénie humaine et comparée;
l'histoire des âges et de la génération; les théories des
générations dites spontanées, des monstruosités, etc.;
enfin, la science même de ces sciences, c'est-à-dire la
théorie du progrès dans l'ordre physique.

Les sciences qui se rapportent à la connaissance des
lois de l'ordre sériel n'ont point directement pour but de
prévoir : elles ont surtout pour fin de former la base de
l'un des systèmes de démonstration les plus importants.
Que prouvent-elles en effet directement? Elles prouvent
que le monde est créé dans une fin que la volonté
suprême seule connaît et seule peut nous révéler : elles
nous mettent incessamment sous les yeux les traces de
l'action divine : elles nous apprennent que cette action a
été successive, intermittente; et qu'à chaque fois elle a
donné aux forces déposées dans la matière une puissance
de plus : elles nous apprennent que l'homme, comme tous
les autres êtres, a été créé pour une fin qui n'est pas lui :
elles rendent intelligible aux esprits les plus grossiers,
elles leur rendent palpable en quelque sorte, la vérité
des dogmes sur lesquels repose l'existence des sociétés.
Ce n'est point ici, Messieurs, le lieu de vous montrer
l'immense fécondité morale de la catégorie scientifique
dont nous nous occupons; le temps nous manque pour
un si vaste travail; il suffit de vous en indiquer l'origine
et la place. Ces résultats constituent, Messieurs, une prévoyance indirecte, médiate en quelque sorte, et non
moins importante que la prévoyance directe qui forme le
but des sciences que nous inscrirons comme effets de
l'ordre circulaire; car, quelle prévoyance est plus importante que celle qui se rapporte à la fin de l'homme et
de la société elle-même? Ainsi, les sciences de l'ordre
sériel ne sortent point de la définition générale que nous
avons donnée de la science, savoir qu'elle a pour but de

prévoir. D'ailleurs, plusieurs des spécialités que nous avons nommées donnent occasion à des prévoyances particulières qui peuvent être utilisées dans les travaux de la vie temporelle. La géogénie, en nous enseignant l'ordre de superposition des couches, engendre la géognosie, c'est-à-dire le moyen de reconnaître la situation des couches minérales. La théorie des âges, l'étude des lois de la génération, engendrent diverses espèces de prévoyance. La dernière surtout, lorsqu'elle sera plus avancée, nous donnera sur les produits futurs de l'union des sexes des probabilités qui pourront être utilisées. On sait déjà que les enfants mâles ressemblent physiquement plus souvent à leur mère qu'à leur père, et réciproquement, etc. La théorie des générations prétendues spontanées n'est pas faite. Si nous possédions sur ce sujet autre chose que des systèmes absurdes, il y aurait certainement à en déduire une pratique applicable dans certains cas pathologiques, etc.

Les lacunes existant dans les diverses spécialités qui se rapportent aux effets de la force dont il s'agit sont innombrables. Pour les rendre visibles il suffit de développer le tableau des connaissances dont chacune d'elles est composée, vis-à-vis du but pratique ou de la fin philosophique que chacune d'elles doit accomplir.

Ainsi, Messieurs, la géogénie doit nous donner la série des diverses formations minérales, végétales, animales, jusqu'au moment de la fondation de la première société humaine. Or, la série que nous possédons aujourd'hui est loin d'être achevée : on y trouve d'innombrables questions, d'innombrables problèmes à peine encore ébauchés ou seulement indiqués. L'anatomie comparée végétale est très imparfaite ; l'anatomie comparée animale l'est davantage encore. Il y a peut-être aussi à examiner les traces de la force de progression dans l'ordre minéral : le problème n'est pas même posé. L'embryogénie comparée n'existe pas ; et cependant on ne pourra faire une bonne classification zoologique, surtout dans les animaux qu'on appelait autrefois invertébrés, qu'alors que l'on possédera un travail achevé sur ce sujet. L'ovologie est à peine commencée ; l'embryogénie humaine n'est qu'ébauchée. Quant à l'histoire des générations prétendues spontanées, tout est à faire. N'y a-t-il pas à rechercher quelle est, dans ces cas qui paraissent si étranges, le rapport qui s'établit entre la force sérielle et la force circulaire ? N'y a-t-il pas à rechercher, à cette occasion, la théorie de la formation des tissus sans analogue dans les corps vivants ? ce qui se passe dans ces affections pathologiques que la médecine a classées parmi les phénomènes de la croissance, ou des âges chez l'homme ? d'où viennent ces brusques modifications de l'économie vivante, qui produisent des accidents morbides pareils à ceux que l'un des professeurs de cet établissement, M. le docteur Tessier, vous décrira sous le nom de fièvre purulente, etc. ?

Vous voyez, Messieurs, que les lacunes sont nombreuses, et cependant je passe beaucoup de sujets sous silence ; je ne m'occupe point des détails. Vous voyez aussi, par là, quels sont les avantages d'une encyclopédie telle que celle dont nous vous esquissons le plan général. Nous trouverons que les *desiderata* ne sont guère moindres, lorsque l'on s'occupe de la force circulaire.

Force circulaire. Les phénomènes de l'ordre circulaire sont ceux qui se représentent comme successivement et alternativement causes et effets les uns des autres. Il suffit, pour faire apercevoir la différence qui les sépare des phénomènes de l'ordre sériel, d'un seul exemple. Voyez un médecin appelé à traiter soit un vieillard, soit un adulte, soit un enfant, atteints les uns et les autres d'une maladie qui est la même, d'une encéphalite, d'une pneumonie, ou d'une gastrite : il juge d'après les mêmes symptômes, il calcule d'après les mêmes sympathies, il guérit par un même traitement. En effet, les rapports d'organes sont les mêmes, les sympathies semblables, l'action des médicaments la même ; il n'y a d'autres diversités que celle de l'énergie des fonctions, qui est moindre chez l'enfant et le vieillard que chez l'adulte. Or, ces maladies ne sont autre chose que des phénomènes de l'ordre circulaire, comme le traitement n'est qu'un calcul fondé sur la connaissance des faits de cet ordre. Voyez, au contraire, les phénomènes des âges, les phénomènes sériels ; ici, pas la moindre parité : la première dentition est autre chose que la seconde, celle-ci autre chose que la puberté, et celle-ci autre chose que la croissance. Les affections qui concordent avec ces phénomènes ne se traitent pas comme les maladies analogues qui sont le produit d'un accident de l'ordre circulaire ; mais en général par des moyens inverses. Telle est au moins la loi d'un bon traitement et la condition du succès : au lieu des antiphlogistiques on emploie les toniques ; au lieu du repos, le mouvement ; enfin, souvent au lieu d'agir, on s'abstient. Ainsi, Messieurs, la différence entre les deux ordres de phénomènes est grande.

La différence n'est pas moins marquée dans les résultats finals de l'action des deux forces. La première engendre incessamment et conclut au mouvement et à la vie : la seconde conclut à l'immobilité et à la mort. A cet égard, jetez un coup d'œil sur les ouvrages des hommes qui ont cherché, d'après la connaissance des lois de l'ordre circulaire, à en calculer les conséquences dernières ; vous verrez qu'ils concluent à la réfrigération et à la solidification absolue de notre monde matériel. Vous n'ignorez pas que l'on a dit, en bien des écrits, que l'action naturelle des êtres existant sur le globe était de convertir les gaz et les fluides en solides ; d'où l'on a conclu qu'un jour viendrait où tout mouvement et toute vie disparaîtraient de la surface de la terre. Enfin, Messieurs, voyez quel est le résultat définitif de la force dont il s'agit, dans un individu végétal ou animal : vous verrez qu'elle a pour effet dernier de produire la vieillesse, la décrépitude, puis la mort, par la solidification croissante des parties. Il semble qu'à l'instant où la force de formation sérielle cesse d'engendrer dans l'individu, c'est-à-dire d'y prédominer, la force circulaire s'en empare pour le tuer. Mais, arrêtons-nous ; car je m'aperçois que je me répète.

Les phénomènes de l'ordre circulaire sont ceux où il est indispensable à l'homme de prévoir ; ce sont ceux qui se rapportent directement à tous nos modes d'activité. Nulle pratique n'est possible sans une connaissance quelconque, soit sur l'ordre de succession, soit sur la loi de génération de ces phénomènes ; mais ce sont ceux aussi où il est facile de dresser les plus petites catégories de probabilités, et de multiplier le plus les prévoyances de détail. C'est ici que l'on peut dire qu'une science imparfaite diffère d'une science achevée en proportion même du nombre des spécialités dont elle se compose.

Le but, dans l'étude de l'ordre circulaire, étant de prévoir, chaque spécialité qu'engendre cette étude doit être définie par le genre de prévoyance qu'on s'y propose. Ainsi l'on ne doit pas dire : L'astronomie est la science qui traite des mouvements des corps célestes; mais : L'astrononomie est la science qui a pour but de prévoir les phénomènes célestes. On ne doit pas dire : La physiologie est la science de l'homme physique ; mais au contraire : La physiologie a pour but de prévoir dans l'ordre des phénomènes physiques qui constituent l'organisme humain : etc.

Et, si vous voulez bien y réfléchir, Messieurs, cette différence dans les définitions, si elle venait à être gé-

néralement adoptée, ne serait pas de petite conséquence.
En effet, le système de définition que je vous propose ne
conclut à rien moins qu'à changer une grande partie des
divisions usitées aujourd'hui dans la science. Chaque
spécialité a été en général formée du point de vue de
l'objet auquel elle était consacrée, et non du point de vue
du résultat pratique qu'on s'y proposait. Puis chaque
spécialité s'est accrue, en quelque sorte au hasard, de divers chapitres de détail sur les sujets qu'elle touchait
par quelques points. En un mot, l'homme a créé des spécialités d'étude, comme s'il eût eu la pensée que la nature circulaire était elle-même une pluralité. Or, Messieurs, ce serait une pensée inexacte : dans l'ordre
circulaire, il n'y a spécialité qu'à notre point de vue.
Néanmoins il est résulté de cette manière de procéder,
qu'il y a des branches dont on serait assez embarrassé
de fixer la place positive; telle est, par exemple, celle
qui traite de l'électricité. Appartient-elle à la physique
ou à la chimie? Il est certain qu'il n'est permis ni aux
physiciens ni aux chimistes d'en ignorer quelque
chose. Or, quel est le but que l'on se propose dans
l'étude des fluides impondérables? De trouver la
loi générale de génération des rapports entre les
molécules comme entre les masses, aussi bien en chimie
brute qu'en chimie organique, aussi bien en physique
qu'en astronomie. Il y a donc lieu de fonder, à cette
occasion, une science à part. Autre exemple : la météorologie aujourd'hui n'est pas une science; on serait assez
embarrassé de la définir; on la place, comme pour mémoire, dans un chapitre à part de la physique. Or, défi-
nissez-la par le but que l'on doit y chercher, et si vous
n'avez point encore une science faite, au moins ouvrirez-
vous une immense lacune scientifique qu'il faudra combler : dites que la météorologie a pour but de prévoir
les modifications de l'atmosphère. Et ne croyez pas que

ce but soit impossible à atteindre. Que faut-il faire, en effet, dans l'intérêt de cette fin? Rien de plus que reconnaître d'abord l'ordre dans lequel se succèdent les phénomènes atmosphériques généraux, pour en déduire ensuite la loi des phénomènes partiels. D'ailleurs, ne possède-t-on pas déjà quelques connaissances à cet égard? Les livres écrits pour les marins n'offrent-ils pas, sur ce sujet, des renseignements précieux?

Je ne finirais pas, Messieurs, si je prenais une à une chaque spécialité pour examiner la définition par laquelle on la caractérise; il me suffit ici d'avoir attiré votre attention sur cet aspect important de la question encyclopédique; je n'ai ni assez de temps ni assez de loisir pour y insister davantage. Nous nous servirons donc de la nomenclature habituellement usitée pour désigner les sciences qui doivent être inscrites comme traitant des effets de la force circulaire : ce sont l'astronomie, la physique, la chimie, la minéralogie, la géognosie, la géographie physique, la météorologie, la botanique, la zoologie, l'anatomie générale et descriptive, la physiologie, la médecine, l'hygiène, etc.

Si, cependant, pour donner le plan des effets de la force circulaire, nous nous bornions à placer ces noms dans le cadre que nous y avons consacré, évidemment nous manquerions le résultat que nous nous sommes proposé d'atteindre dans notre construction encyclopédique; nous serions incomplets; nous ne présenterions point un calque de la réalité; nous ne démontrerions aucune lacune dans un sujet où tout le monde sait qu'il en existe un grand nombre. Examinons en effet.

Aucun nom, aucune spécialité ne représente aujourd'hui la plus importante des lacunes qui soit dans les sciences de l'ordre circulaire. Nous voulons parler de celle d'une loi générale des phénomènes de cet ordre; d'un système de connaissance destiné à exprimer l'unité que l'on y aperçoit. Vous savez, en effet, dans quelle dépendance sont ces phénomènes les uns à l'égard des autres : vous savez que nos spécialités ne reposent que sur des divisions presque toujours artificielles ; de telle sorte qu'il est impossible à l'homme qui s'occupe de l'une d'elles de ne point prendre une certaine connaissance des autres. La séparation la plus nettement formulée qui existe est celle des corps bruts et des corps organisés, puisque l'une des sciences commence par une négation de l'autre, et réciproquement. Cependant, il est dans chacune d'elles certaines parties qu'il est complètement impossible d'étudier sans aller de l'une à l'autre. Bien plus, il est prouvé qu'il y a dans l'économie animale, comme dans la nature brute, des phénomènes de l'ordre chimique, des phénomènes de l'ordre électrique, de l'ordre physique, etc. L'étude de ces phénomènes montre qu'une loi analogue préside aux compositions et décompositions moléculaires dans l'économie vivante et dans la nature inorganique, avec la seule différence des circonstances mêmes où la loi exerce son action, circonstances qui, dans l'économie vivante, sont l'effet de la vie même ou de la force sérielle, et qui, dans l'ordre brut, sont l'effet de l'absence même de cette vie. En un mot, la différence qu'il y a entre les phénomènes chimiques, dans les corps organisés et les corps inorganiques, paraît dépendre entièrement de la différence des milieux où ces phénomènes se passent, et de la différence des matériaux qui sont livrés à l'action de la force motrice. On ne remarque pas d'autres dissemblances quant aux faits de l'ordre électrique ou chimique. Cette observation a été faite déjà par un grand nombre de savants, et plusieurs en ont fait l'objet d'ouvrages spéciaux. On peut donc la considérer comme acquise à la science ; on peut donc, sans sortir des habitudes positives, la prendre pour sujet d'une question scientifique, d'une spécialité importante de travaux.

Cette observation reçoit d'ailleurs une grande autorité du raisonnement qui suit. La division en corps inorganiques et en corps organiques reproduit sans doute l'une des différences les plus naturelles, les plus réelles qu'il nous soit donné de voir ; elle représente rigoureusement celle qui existe entre le corps vivant et le cadavre ; mais, autant cette différence est positive et vraie, autant est fausse la formule dont on se sert dans les sciences pour l'exprimer. Nous avons déjà fait remarquer que chacune de ces spécialités était différenciée de l'autre uniquement par une définition négative, qui consiste à dire que les corps bruts ne sont pas organisés, et réciproquement. Dans la réalité, il n'y a rien, il ne peut y avoir rien de semblable ; chaque espèce de corps s'affirme en quelque sorte d'une manière positive : l'opposition est réelle. C'est donc mal représenter le fait naturel que de l'exprimer par une négation purement verbale ou par une définition du genre de celle dont nous parlons. Chaque spécialité devrait commencer par une formule initiale et non par une définition. Or, comment établir positivement de telles formules secondaires, si l'on ne possède à l'avance la formule générale de la loi circulaire? Il faut donc, de toute nécessité, s'occuper de chercher celle-ci, et, pour cela, créer une spécialité de travaux correspondante.

Nous ignorons si nous nous sommes bien fait comprendre. Nous allons tâcher de rendre notre raisonnement plus intelligible, en empruntant pour un moment les formes du langage algébrique : soit S la force sérielle ; soit C la force circulaire ; soit A un corps quelconque formé. Nous dirons qu'un corps brut est représenté par AC, modifié par C, et qu'un corps organisé est AC, modifié par S. L'on voit que nous aurions ainsi des formules positives au début de chacune des spécialités dont il s'agit ; mais aussi que, pour atteindre ce résultat, il faut connaître C aussi bien que S.

La spécialité qui aurait pour but de reconnaître la loi

générale de l'ordre circulaire et d'en déduire un système de prévoyance, devrait étudier toutes les relations
de causes à effets qui sont observables, soit dans le mouvement des corps placés à grande et moyenne distance
(astronomie et physique), soit dans les compositions et
décompositions chimiques, soit dans les mouvements des
fluides dits impondérables, soit dans les phénomènes
d'assimilation et d'élimination qui constituent la nutrition
dans les corps organisés, etc. Cette spécialité, que nous
appellerons donc, si vous voulez, la *cyclo-physique,* comprendrait l'étude de l'astronomie, de la physique, de
l'électro-magnétisme, de l'anatomie et physiologie végétales et animales, du côté où ces branches présentent de
l'analogie; elle y étudierait un même ordre de phénomènes, celui des affinités et des répulsions; elle chercherait une même loi, celle des combinaisons et des décompositions. Il ne sera peut-être pas inutile de vous
rappeler, à l'occasion de ce rapport que nous établissons
entre des sciences si différentes au premier coup d'œil,
que chez les anciens la science fut achevée par l'application d'une même doctrine, de la doctrine chimique, aux
corps bruts et aux corps organisés. Vous savez, Messieurs, que les anciens admettaient seulement quatre
qualités élémentaires, dont les combinaisons variées dans
des proportions diverses constituaient tous les êtres matériels. La santé, l'*eucrasie,* était l'effet du rapport exact
entre tous les éléments dans les proportions propres à la
nature de l'homme. Or, on imagina, dès le deuxième
siècle après Jésus-Christ, qu'il serait possible, par l'expérience, de parvenir à produire ces combinaisons à
volonté. De là naquit la pensée d'un moyen propre à
rétablir l'*eucrasie* lorsqu'elle n'existerait plus, propre
par conséquent à guérir toutes les maladies. De là vint
l'opinion que l'on pourrait faire des métaux, et par conséquent de l'or; de là donc l'idée de la pierre philoso-

phale, qui préoccupa si fort les alchimistes du moyen-âge. Revenons à notre sujet.

La théorie générale de la force circulaire formant le début de la division encyclopédique qui y serait consacrée, on en déduirait deux formules qui poseraient la loi spéciale des corps bruts et celle des corps organisés. Dans le plan que nous formons, nous les posons comme *desiderata*, et nous inscrivons au-dessous, sous le titre *Corps bruts*, la théorie des fluides dits impondérables, l'astronomie, la physique, la chimie, la géognosie, la minéralogie, la géographie physique, la météorologie, etc. Sous le titre *Corps organisés*, nous plaçons la chimie organique, la botanique, la zoologie, la science de l'homme physique, les sciences médicales, l'hygiène, etc.

Vous vous étonnerez peut-être, Messieurs, de nous voir inscrire trois fois, dans trois sections différentes, le nom de la chimie. Nous agissons ainsi parce que nous considérons cette spécialité comme l'un des points où se montre le plus manifestement la similitude des actions de la loi circulaire ; nous agissons ainsi surtout pour indiquer que dans cette science il existe autant d'aspects particuliers importants à étudier. La chimie organique existe à peine ; la chimie animale n'existe pas : tout ou presque tout y est encore à faire, et quant aux procédés d'investigation, et quant au but que l'on doit se proposer dans cette investigation ; quant aux procédés, parce que l'on agit avec les mêmes moyens et la même méthode que dans la chimie brute ; quant au but de l'investigation, parce que l'on ne s'y propose point de prévoir dans l'ordre des transformations chimiques qui ont lieu dans le corps animal, de manière à pouvoir intervenir à l'aide d'agents du même genre, soit pour les produire, soit pour les empêcher. Sait-on, par exemple, comment un virus introduit dans l'économie s'accroît

en quantité et se multiplie en quelque sorte? sait-on le
secret de l'attaquer et de le détruire par des moyens im-
médiats? connaît-on le secret de certaines sécrétions
morbides spéciales? connaît-on celui de les empêcher
en les attaquant directement? Ces connaissances sont-
elles au-dessus des forces de l'esprit humain, ou notre
ignorance, à cet égard,. vient-elle seulement du vice
des méthodes et du défaut de direction? Voilà ce que la
chimie médicale doit nous apprendre.

Les différentes spécialités que nous avons nommées
offrent un très grand nombre de points imparfaitement
connus que nous n'avons pas le temps de montrer ici. C'est
assez pour nous d'avoir aperçu les principaux problèmes,
ceux dont la solution éclaircirait, selon nous, tous les
autres. Pour reconnaître les lacunes, il suffira toujours
de comparer l'état de la science au but même de la prévoyance qui en forme la définition. Ainsi, pour connaître
le degré d'avancement des sciences médicales, il faut
seulement se dire qu'elles ont pour but de prévoir ou
de guérir. Or, demandez-vous combien de maladies
peuvent être définies par le traitement, et vous saurez
à quel point sont parvenues nos connaissances en médecine.

Forces spirituelles. Nous entendons par là la force
spéciale donnée à chaque homme venant au monde;
force en vertu de laquelle il est spontanément actif, il
est libre, il veut, il parle, il raisonne, il a mémoire, il
crée des faits spirituels et même des faits matériels dans
certaines limites qui lui sont imposées. Mais, me dira-
t-on, cette espèce de force spéciale existe-t-elle? Chose
singulière qu'il faille aujourd'hui prouver à l'homme la
spécialité même de son être ! qu'il faille prouver à des
médecins qu'il existe un principe de cette force morale
qu'ils observent si souvent au lit des malades! Quoi qu'il

en soit, abordons, puisqu'il le faut, quelques-unes des preuves de cette existence.

Si l'homme n'était qu'un organisme purement matériel, un pur animal, il ferait en tous temps, en tous lieux, la même chose; lorsque ses instincts internes ou les excitations du monde extérieur le solliciteraient, il reproduirait toujours le même acte pour répondre au même instinct, à la même excitation. Or, il n'en est pas ainsi : l'homme engendre et crée incessamment des choses nouvelles. Les oiseaux chantent ou construisent toujours de la même manière; quant à lui, jamais il ne se ressemble : il n'y a rien de semblable entre le chant grégorien et le chant ambrosien, entre celui-ci et le chant des Grecs, des Arabes, des Celtes, des Chinois, etc. Il n'y a rien de semblable entre une cathédrale catholique et un temple grec, entre un temple égyptien ou indien et une pyramide mexicaine, entre celle-ci et un monument péruvien ou pélasgique, etc. Nulle part, dans la nature, il ne trouve des exemples de ce qu'il crée. Nos théories scientifiques n'expriment-elles pas le contraire de ce que voient nos yeux? Où sont les modèles naturels de nos arts, de nos langues, de nos mathématiques, de nos sciences? Bien plus, pour que l'homme voie, il faut qu'il le veuille, il faut qu'il soit attentif. Dans ses recherches il procède toujours *à priori*. Vous qui prétendez qu'il en est autrement, pourriez-vous nous dire pourquoi tant de choses que nous voyons parfaitement aujourd'hui, frappaient autrefois vainement les yeux de nos ancêtres qui ne les voyaient pas? Cela vous est impossible ; et là cependant est tout le secret du progrès des sciences, là est toute la différence d'un état scientifique à un autre, l'histoire même de la science. Or, nos ancêtres ne voyaient pas, parce qu'ils n'étaient pas attentifs, et ils n'étaient pas attentifs, parce qu'ils n'avaient pas, soit d'hypothèse, soit de but qui les tînt aver-

tis. Si l'homme n'était pas une force spontanée, il ne serait pas libre ; or, vous avez tous, Messieurs, la conscience
que vous êtes libres de choisir entre le bien et le mal. Si
l'homme n'était pas une force spontanée, il n'aurait jamais résisté à ses instincts ; il ne les aurait jamais modifiés en vue d'un but moral, etc. Il faut donc le reconnaître, Messieurs, chacun de nous a en lui une force
spirituelle libre, qui lui donne la faculté d'agir spontanément ; chaque homme est une ame pourvue d'un organisme qui lui sert d'instrument. Nous pourrions invoquer à l'appui de cette vérité une argumentation bien
autrement étendue ; mais nous vous renvoyons, à cet
égard, à l'étude de la philosophie, à celle de l'origine
des langues, à l'histoire même de l'espèce humaine.

Parmi tous ces arguments, je n'en choisirai qu'un
seul que vous aurez l'occasion de vérifier dans le cours
de vos études médicales. C'est une démonstration par
l'absurde.

Vous êtes ou plutôt nous sommes tous certains de
l'unité, de l'indivisibilité, de la continuité de notre *moi*.
Or, c'est de là que sort l'objection insurmontable contre
tous ceux qui prétendent nier l'existence d'une force
spéciale représentative de ce moi. Depuis au moins deux
cents ans, les anatomistes, et particulièrement les matérialistes, cherchent un point dans le cerveau qu'ils
puissent considérer comme formant le centre de nos actes
et de nos perceptions : ils ont vainement multiplié les
hypothèses et les expériences, ils ne l'ont point trouvé.
Or, il faut que vous sachiez, Messieurs, qu'un centre
organique de cette espèce n'est nullement nécessaire à
la bonne économie de l'organisme animal ; des acéphales
parfaits ont vécu quelques heures, quelques jours même ;
on a vu des animaux vivre sans tête assez long-temps
pour que la plaie du col se cicatrisât ; on connaît des
animaux qui n'ont ni corps calleux ni commissures ; si,

chez certains animaux, l'ablation de la tête entraîne presque immédiatement celle de la vie, c'est que cette ablation détruit l'influence de certaines paires de nerfs dont les fonctions sont tout autres que des fonctions de sensibilité.

Les anatomistes ne se seraient pas livrés à ces vaines recherches, s'ils avaient tenu compte d'une objection des métaphysiciens que voici : la matière, disent-ils, est divisible à l'infini ; comment donc y trouver un point indivisible comme l'est le *moi?* Admettons cependant, ajoutent-ils, que la matière ne soit pas ainsi divisible ; admettons que l'on puisse y trouver des atomes ; comment est-il possible que l'atome central, s'il existait, puisse jamais faire les opérations que nous remarquons de la part de l'esprit? Comment, par exemple, cet atome pourrait-il comparer deux choses différentes? pour cela il faudrait qu'il fût simultanément chacune des deux choses, par exemple, chaud et froid, oui et non, etc. Or, cela est impossible. L'ame donc n'est point une substance matérielle.

Les anatomistes ne se seraient point encore livrés à ce genre stérile de recherches, s'ils avaient tenu compte d'un fait physiologique que voici : il est prouvé qu'à chaque instant des molécules nouvelles viennent remplacer les molécules anciennes composant les tissus ou les fluides de l'économie, de telle sorte qu'incessamment les tissus et les fluides changent de molécules intégrantes. Ce mouvement s'opère d'autant plus rapidement que les tissus ou les fluides sont doués de plus de vitalité ; en sorte que, dans le système nerveux, il y a une circulation très rapide de cette espèce. On peut calculer que le fluide nerveux est renouvelé en totalité toutes les vingt-quatre heures. Or, comment concilier une telle mobilité dans l'existence matérielle avec la continuité et l'identité du moi? Cela est évidemment impossible.

Il est une autre objection tirée de la considération des conditions intimes de la formation et de la déperdition de la sensibilité, et qui n'est pas moins insoluble. Nous avons montré, dans un mémoire publié depuis long-temps (1), que la faculté de sentir comme la faculté de mouvoir, facultés que nous avons désignées sous le nom commun de névrosité, dépendait d'une sécrétion opérée dans la pulpe nerveuse sous l'influence de la circulation. Nous avons montré de plus que chaque sensation comme chaque mouvement avait lieu par une déperdition de la névrosité telle, qu'au bout d'un certain nombre d'actes, elle disparaissait complètement; en sorte qu'il en résultait une intermittence pendant laquelle il y avait impossibilité, soit de sentir, soit de mouvoir, et pendant laquelle la circulation réparait ce que la sensation ou le mouvement avait détruit. Il résulte de ce fait, incontestable d'ailleurs car il ressort d'un nombre considérable d'observations et d'expériences, il en résulte que chaque sensation ne produit en réalité, dans la pulpe nerveuse, rien autre chose que du vide et toujours du vide. Or la sensation est quelque chose de positif; le moi est quelque chose de positif; en fixera-t-on la place dans le vide ou dans cette névrosité qui disparaît inces-samment? Cela serait absurde.

Si vous méditez, Messieurs, ces objections, vous en aurez assez pour être certains de l'existence de votre ame ou de la force spirituelle qui réside en chacun de vous.

Les sciences dont l'étude se rapporte à celle des effets de nos forces spirituelles, sont celles qui regardent la pratique sociale. En effet, dès le début du travail, la

____

(1) *Journal des Progrès.*

première question qui se présente est relative aux propriétés de ces forces, et à la loi selon laquelle elles produisent des actes, question qui paraît fort compliquée
d'abord, mais qui est résolue tout entière par une seule
théorie et une même science, celle du progrès.

Nous vous avons plus haut donné une définition du
mot progrès; nous n'y reviendrons pas; nous vous rap-
pellerons seulement que le progrès est impossible sans
un but; que le progrès serait invisible si ce but n'était
toujours présent comme moyen de le mesurer et de le
faire apercevoir. Or, ce but quel est-il? Est-il individuel?
est-il social? L'individu, Messieurs, prend son but dans
la société; c'est la société qui lui donne tout; la langue
qu'il parle, la croyance qui le guide; sentiments, es-
pérances, éducation, instruction, sciences, c'est d'elle
qu'il reçoit tout. Le but dont il s'agit réside donc dans
l'institution sociale elle-même; bien plus, il en est la
condition d'existence essentielle. Ainsi, il n'y a point
de société, grande ou petite, sans un but commun d'activité; c'est par la communauté de but que les sooiétés
existent, c'est par la communauté d'activité vis-à-vis d'un
même but que les sociétés manifestent leur existence.
Leur durée est proportionnée au temps qu'il faut pour
réaliser ce but. Ainsi, lorsque vous voyez une nation se
maintenir, comme la France, pendant quatorze siècles et
durer encore, vous pouvez être certains qu'elle a un but
dont l'étendue et la difficulté sont proportionnelles. Mais
comment reconnaître quel est ce but? Il suffit pour cela
de prendre un à un tous les grands actes nationaux;
d'examiner quels sont les principes que, dans ces actes,
l'on s'est proposé de réaliser; de rechercher ensuite de
quelle source émanent ces principes, pour apercevoir le
but qui forme l'unité nationale. C'est en suivant cette
marche que nous avons prouvé ailleurs que la nation

française avait pour but de réaliser socialement la doctrine chrétienne ; c'est pour cela qu'elle est l'aînée des nations modernes, la mère de notre civilisation, et, comme l'a dit De Maistre, le peuple monarque.

L'histoire de l'humanité, l'histoire des progrès sociaux, Messieurs, n'est autre chose que celle des nations qui ont successivement accompli une fonction pareille à celle que la France exerce depuis quatorze cents ans, conduisant tous les peuples dans la voie du but qu'elle avait adopté, et, par suite, dans la ligne des progrès qu'elle accomplissait elle-même. On voit, dans l'histoire de l'humanité, que chaque but nouveau engendre une nation nouvelle, qui règne sur la civilisation jusqu'à ce que le résultat qu'elle s'est proposé à son origine soit obtenu. Or d'où viennent ces buts sociaux qui apparaissent et se succèdent comme les termes d'une série ? viennent-ils de l'homme ? viennent-ils de Dieu ? Remarquez, Messieurs, que constamment vous observez, dans l'histoire, que les contemporains sont unanimes à dire qu'ils viennent de Dieu, que l'institution d'un but national est toujours une institution religieuse ; et je vous demande de quel droit nous irions, nous autres, contester l'affirmation de nos pères, c'est-à-dire d'hommes qui avaient d'aussi bons yeux que nous, qui nous égalaient en lumière, et nous dépassaient, certes, en dévouement et en courage ? Je vous demande de quel droit les médiocres continuateurs de Képler, de Descartes, de Bacon, de Newton, osent douter de la croyance de leurs maîtres ?

Mon observation vous étonne, Messieurs ; mais croyez-le bien, si c'était ici la place, il ne serait point difficile de vous prouver que la doctrine de la révélation est la plus morale, la plus sociale, la plus démocratique et la plus raisonnable des doctrines. Je ne vous ferai qu'une

scule observation : tout ce que les hommes savent, tout
ce qui les rend hommes — la morale, c'est-à-dire la loi
qui règle leurs rapports — la langue, c'est-à-dire le moyen
qui les fait communiquer entre eux — tout, jusqu'aux
principes logiques, jusqu'à la science, tout, en un mot,
leur est enseigné. Il est donné à quelques-uns de nous
d'ajouter quelques mots à peine à l'immense somme de
richesses que nous recevons ; et encore il n'est donné à
personne de changer quelque chose au signe, c'est-à-dire
au but de ces richesses. Il en a été ainsi toujours : toujours les hommes ont été enseignés. Or cet enseignement que les pères transmettent à leurs enfants, cet
enseignement a commencé, au moins une fois, le jour où
l'homme a paru la première fois sur la terre ; et la géologie nous prouve que ce jour n'est pas très reculé. Il y
a plus ; cet enseignement a subi plusieurs révolutions
brusques et fondamentales, révolutions qui ont changé
tout ce qui nous regarde, la société, les arts, la science,
l'industrie. Il y a, dans l'histoire de l'esprit humain,
des cataclysmes qui, comme ceux qu'on remarque en
géologie, sont inexplicables par les voies humaines. Les
contemporains de ces révolutions disent qu'elles viennent
de Dieu. Elles sont, en effet, incompréhensibles par les
lois de l'intelligence humaine ; elles apportent un but qui
suppose une vue d'avenir immense, un but qui suppose
la connaissance du système général du monde ; car,
Messieurs, l'humanité est fonction de l'univers, et si elle
était dirigée contre la loi de sa fonction, elle périrait
inévitablement, comme toute fonction qui manque à sa
loi de création. Or, par ce fait seul qu'elle existe encore,
et par cet autre fait qu'elle n'a cessé de croître en puissance, il est prouvé qu'en se fiant à ces révélations, elle
a agi conformément aux conditions d'existence qui lui
sont imposées dans l'ordre de l'harmonie universelle.

Réfléchissez sur ces choses, Messieurs : examinez-les sans passion ; et vous verrez que nos pères ont eu raison d'adorer, comme venant d'une source divine, ces vérités fondamentales et fécondes en vue desquelles a été fait tout ce que les hommes ont fait—vérités sans lesquelles nous ne saurions pas plus que les bêtes la différence qui existe entre le bien et le mal, entre le dévouement et l'égoïsme :—sans lesquelles nous serions sans passé et sans avenir, sans but sur cette terre, sans ancêtres comme sans enfants. La tradition nous apprend qu'il y a eu quatre révélations différentes, par lesquelles chaque fois l'énergie de l'esprit humain a été accrue d'une puissance de plus. La première constitua la famille : la seconde, la tribu ou la race : la troisième, la société : la quatrième, l'humanité : cette dernière est celle dont les évangiles nous racontent l'histoire.

Nous ne pouvons, Messieurs, nous arrêter davantage sur ce sujet : il nous suffit de vous l'avoir indiqué comme un objet d'étude. Il faut nous hâter d'achever cet essai encyclopédique.

Après la théorie du progrès vient la science de l'histoire—science qui a pour but de prévoir dans l'ordre de la libre activité humaine : de là on déduit la science politique, la philosophie, c'est-à-dire, la logique qui comprend les langues, les mathématiques, les méthodes; l'ontologie, etc. : de là, la théorie de l'art, de la science, de l'économie politique, etc.

Vous voyez, Messieurs, d'après ce que je viens de vous dire, ce que devrait être une encyclopédie : dans l'esquisse très imparfaite que je vous ai présentée, vous pouvez en apprécier les avantages. Cette esquisse même, bien qu'improvisée et très incomplète, ne sera pas sans utilité pour vous : elle aura au moins pour résultat de manifester à vos yeux la totalité du problème scientifique , et de vous en donner l'intelligence.

Esquisse du plan encyclopédique précédent (*).

Doctrine de la création. —Théologie. — Trois forces créées.

<table>
<tr><td>Forces spirituelles.</td><td>Force sérielle dans l'ordre physique.</td><td>Force circulaire.</td></tr>
</table>

Sciences ayant pour but de représenter les effets des forces spirituelles.

1° Théorie du progrès dans l'ordre spirituel. — 2° Science de l'histoire. — 3° Science politique. — 4° Philosophie : langue : mathématique : méthode : ontologie : théorie du libre arbitre humain : etc. — 5° Théorie de l'Art. — 6° Théorie de la Science.—7° Théorie de la conservation sociale et individuelle (économie politique).

Sciences ayant pour but de représenter les effets de la force sérielle dans l'ordre physique.

1° Théorie du progrès dans l'ordre physique. — 2° Géogénie. 3° Palœontologie. — 4° Minéralogie comparée. — 5° Anatomie comparée végétale et animale. — 6° Ovologie et Embryogénie humaines et comparées. —7° Histoire de la génération et des âges. — 8° Théorie des générations spontanées, des monstruosités, etc.

Sciences ayant pour but de représenter les effets de la force circulaire.

1° Théorie générale de la force circulaire ou *cyclophysique.* — 2° Corps bruts : théorie des fluides dits impondérables : astronomie physique : chimie : géognosie : minéralogie : géographie physique : météorologie : etc. — 3° Corps organisés : chimie organique : botanique : zoologie : anatomie et physiologie humaine : hygiène : médecine : etc.

(*) Il est inutile de prévenir de nouveau le lecteur que ce tableau est imparfait en plusieurs points. Il a été improvisé comme le cours; et, s'il est exact dans les généralités, il laisse à désirer sous le rapport des détails ; mais, tel qu'il est, il suffit pour donner une idée du système encyclopédique que nous proposons.

TROISIÈME LEÇON.

De la Certitude.

SOMMAIRE. — Il existe une certitude. — La certitude est essentielle à l'acte. — Il existe trois opinions principales sur les fondements de la certitude humaine. — De la doctrine qui fonde la certitude sur le témoignage des sens. — Objections. — Les sens nous trompent toujours. — Les impressions sensuelles ne déterminent pas *nécessairement* des sensations. — Les sens ne peuvent percevoir que des *phénomènes*. — Les sciences sont fondées sur la perception de *rapports* qui ne sont ni visibles ni tangibles. — Toute idée suppose l'existence d'un signe spirituel. — Les idées abstraites sont inaccessibles aux sens. — La certitude scientifique et la certitude morale sont identiques. — La certitude morale ne saurait émaner des sens. — De la doctrine qui place l'origine de la certitude dans le *Moi* humain. — Le *Moi* est doué de *propriétés essentielles*. — Ces propriétés engendrent les idées absolues. — Le *Moi* perçoit les phénomènes

du monde extérieur ainsi que ses propres phénomènes
— Réfutation. — Le *Moi*, qui est une unité formelle, ne
peut devenir multiple. — La notion du *Moi* n'existe pas
toujours chez l'homme. — Tous les hommes n'ont pas la
même conscience. — La doctrine éclectique fonde, en
définitive, la certitude sur *l'observation intérieure*. — *L'observation intérieure* exclut toute vérification. — Toute observation suppose une certitude préexistante. — La doctrine éclectique *pose le Moi avant tout.* — Conclusions
pratiques de cette doctrine. — Sa valeur est nulle en
science. — Réfutation générale de toute doctrine qui,
comme la doctrine éclectique, envisage l'homme comme
la source de quelque chose d'absolu. — L'homme est essentiellement une activité relative. — De la doctrine qui
fonde la certitude sur la révélation. — Cette doctrine est
celle de l'immense majorité des hommes. — Il est impossible de nier l'existence d'une révélation. — La révélation
est le principe absolu de toute certitude. — Cette affirmation n'a pas été nettement posée par les théologiens catholiques. — La révélation pose une loi morale. — Cette loi
morale est le *criterium* universel et absolu. — Démonstration. — La morale est antérieure à toutes choses. — La
morale atteint toutes choses. — La morale est le *criterium*
absolu en philosophie, puisqu'elle engendre directement
et la logique et l'ontologie. — La morale est le *criterium*
absolu en science. — C'est parce que la morale est le *criterium* universel que l'égalité existe. — Application de la
morale comme *criterium* aux doctrines cosmogoniques,
astronomiques, zoologiques, etc., etc.

* * *

Messieurs :

Aucun de vous n'ignore, sans doute, l'importance de
la question dont nous devons aujourd'hui nous occuper.
Nous allons traiter de la *Certitude* ; et, non seulement
nous aurons à vous en montrer l'origine et le principe,

mais encore nous devrons vous donner le moyen de convertir ce principe en un *Criterium,* applicable à toute espèce de raisonnement et d'acte, de telle sorte que vous puissiez l'invoquer dans toutes les circonstances où vous en éprouverez le besoin.

Il existe une *certitude,* Messieurs : tout le monde en possède le sentiment ; car tout le monde est certain de quelque chose—jusqu'au sceptique lui-même, qui croit au moins à ses doutes. Peu de personnes, cependant, pourraient dire quel est le principe de la certitude qu'elles possèdent. En philosophie, le principe de la certitude est encore un problème ; bien que de tous temps il ait été envisagé comme le plus important de tous, et, par conséquent, comme le premier à résoudre. Et en effet, si l'homme ne possédait à l'avance une certitude quelconque quant aux résultats de ses actes, l'homme n'agirait jamais; car on n'agit pas quand on doute. Ainsi, dans la médecine, le doute conclut toujours à l'expectation : ainsi, dans toutes les autres sciences, si l'on ne possédait aucune certitude, ni sur le point de départ, ni sur la valeur des raisonnements, des expériences et des déductions, on n'agirait jamais, jamais on ne conclurait. Entre le disciple et le professeur, entre vous et moi, messieurs, si le lien commun de la certitude n'existait pas, vous ne m'écouteriez pas et je ne vous parlerais pas. Sans certitude, en un mot, on ne peut rien affirmer; et, par conséquent aussi, on ne peut parler, puisqu'il n'existe pas une seule phrase qui ne renferme nécessairement plusieurs affirmations distinctes. Toute action humaine suppose donc nécessairement une certitude préexistante.

D'où vient donc, Messieurs, que les hommes ne peuvent pas tous indiquer clairement l'origine d'un sentiment que tous possèdent également? D'où vient qu'ils ne sont pas universellement d'accord sur le principe de leur certitude? Serait-ce parce que quelques-uns ont voulu se tromper, et tromper aussi les autres? Non, Messieurs: on ne se trompe pas volontairement sur des questions aussi graves; et, si les hommes ne sont pas unanimes à cet égard, c'est par défaut d'attention, c'est faute d'études suffisantes, c'est, osons le dire, par pure ignorance.

Il existe aujourd'hui trois doctrines principales sur les fondements de la certitude humaine : nous allons les exposer successivement, et les discuter devant vous.

Nous parlerons d'abord de celle de ces doctrines qui est encore aujourd'hui la plus vulgairement enseignée, et qui affirme que la certitude repose sur le témoignage des sens. Vous savez tous que cette doctrine n'est pas nouvelle; car il y a maintenant plus de deux mille ans qu'Aristote a professé cet axiome: *Nihil est in intellectu quod non priùs fuerit in sensu.* J'ignore s'il est nécessaire de nous arrêter long-temps sur cette formule, après tout ce qui a été dit dans nos précédentes leçons. Quoi qu'il en soit, nous allons énumérer quelques-unes des objections insolubles qu'on peut y opposer : — *quelques-unes*, disons-nous, car ces objections sont assez nombreuses pour remplir un volume.

Toute certitude, nous dit-on, *vient des sens.* — Et cependant, qui ne sait pas que les sens nous trompent *toujours?* Quel physiologiste ne sait pas que les sens ont besoin d'éducation comme toutes nos autres facultés? Quel physiologiste ne sait pas qu'ils ont constamment besoin d'être corrigés par un autre sens—sens interne, plus élevé, qu'on appelle la *Raison*—c'est-à-dire par une faculté que donnent l'éducation et l'instruction? La certitade viendrait donc de l'éducation et de l'instruction et non des sens; et ce qui pourrait déjà vous le prouver, Messieurs, c'est que nous sommes parfaitement certains d'idées qui ne tombent pas sous les sens, et de théories

scientifiques qui sont en contradiction directe avec leur témoignage—la théorie astronomique actuelle par exemple.

Si la certitude nous venait des sens, il faudrait que
nous sentissions *nécessairement*, (c'est-à-dire, par le fait
d'une organisation dont les effets seraient invariables et
inévitables) toutes les impressions qui frappent nos sens.
Or cela n'est pas: cela n'arrive jamais. Pour voir, il faut
que nous *regardions* et que nous *voulions* voir. Mille impressions diverses frappent simultanément la rétine, et
nous ne les apercevons pas: nous ne voyons que celle
que nous cherchons. Ainsi, Messieurs, nous sentons en
vertu d'un motif interne : nous sentons *à priori*, en
quelque sorte, et non *à posteriori* : examinez physiologi-
quement la question, et vous reconnaîtrez qu'il en est
toujours ainsi. Donc, la certitude qui nous fait sentir est
antérieure au fait sensuel lui-même.

D'ailleurs, Messieurs, en supposant que les sens ne
fussent pas constamment soumis à mille impressions diverses et desquelles il ne peut résulter que confusion,
qu'apprendraient-ils à l'homme?—qu'un *phénomène* a
lieu. Mais dans la plupart des cas, dans presque tous, ce
n'est pas le phénomène lui-même qui est important, c'est
le *rapport* qui existe entre ce phénomène et quelques autres phénomènes observés. Or le plus grand nombre
des rapports ne sont ni visibles, ni tangibles; et, par
conséquent, il faut qu'il y ait quelque certitude préexistante qui nous permette d'établir ces rapports. Ainsi,
pourquoi jugeons-nous que telle chose est grande ou
petite? c'est par un rapport de numération :—belle ou
laide? c'est par un rapport fondé sur une idée de
beauté :—blanche ou noire? c'est par un rapport fondé
sur la connaissance des couleurs, etc. etc. La théorie de
la numération, celle du beau, celle des couleurs pré-
existent évidemment à notre jugement, et font toute
notre certitude dans ces affirmations.

Toute idée suppose l'existence d'un signe spirituel : en d'autres termes, les idées supposent une langue. Or, qui nous a enseigné à parler? Les sens? Mais comment se fait-il alors que chez des êtres, doués tous de sens pareils, comme les hommes, les produits de ces sens ne sont pas partout semblables? car qui ne sait pas combien les langues diffèrent?—Pour qui voudra y réfléchir, Messieurs, cette objection est grave; car la langue est la principale des méthodes : elle est la méthode première et commune du peuple qui la possède : elle touche immédiatement la certitude.

Il est des idées qui manifestement n'ont aucun rapport avec un fait sensuel quelconque : telles sont les idées de passé, d'avenir, d'espace, d'éternité, d'infini : telles sont les idées bien plus complexes desquelles résulte le pouvoir d'affirmer. On affirme un nombre, non en vertu d'un fait sensuel, mais en vertu d'un système de numération que l'on a appris. On affirme le *Oui* et le *Non*, le bien et le mal, non en vertu d'une conséquence déduite des impressions sensuelles, mais en vertu d'une doctrine qui nous enseigne où il faut prononcer *Oui* ou *Non*, où il faut affirmer que c'est bien ou mal. Or, Messieurs, ce sont précisément sur ces idées—dont on n'a pas pu, par aucun moyen, rattacher la production aux impressions sensuelles—ce sont précisement sur ces idées que reposent les fondements de la science et de la société.

Jusqu'ici nous n'avons envisagé la certitude que sous le point de vue purement scientifique; et il nous a suffi de quelques remarques pour vous démontrer qu'il était impossible qu'elle émanât des sens. Que sera-ce, Messieurs, si nous étudions la certitude envisagée comme fondement de l'ordre social? Qui oserait dire que la certitude, qui fait la base sur laquelle reposent les sociétés, émane des sens—alors qu'il est évident que cette certitude n'est que celle d'un but, c'est-à-dire, d'un devoir ;

—alors que l'on voit cette certitude commander aux hommes de sacrifier précisément ces mêmes sens qui, dans l'hypothèse que nous combattons, seraient le fondement de toute vérité? Sans doute on ne nous objectera pas, que la société et la science sont choses différentes et qui ne doivent point obéir à des certitudes de même nature ; car nous avons démontré plus haut que la science était une fonction sociale : nous savons que la science a pour but de prévoir; et que, par conséquent, elle travaille dans une fin qui est en dehors d'elle-même, et qui se rapporte uniquement à sa fin sociale. Cette objection ne serait donc pas admissible devant nous : nous pouvons passer outre.

L'importance que l'on a donnée aux sens repose sur une erreur physiologique : on a admis qu'il suffisait qu'un sens fut impressioné pour qu'il y eût sensation. Il n'en est rien. Les sens peuvent être impressionnés continuellement sans qu'il en résulte de sensation ; et ces impressions peuvent même déterminer des mouvements très complexes sans qu'aucune sensation ait préalablement existé. Ainsi l'on a vu des fœtus parfaitement acéphales qui ont vécu plusieurs heures, et qui, sollicités par l'introduction entre leurs lèvres du mamelon d'une nourrice, ont exercé les mouvements de la succion et de la déglutition; et, chez ces mêmes acéphales, une impression produite dans la paume de la main déterminait aussitôt des mouvements de préhension. Des observations analogues, en nombre considérable, pourraient être citées, si nous en avions le loisir. La sensation, Messieurs, est un fait actif et volontaire : elle est l'effet d'un choix. Pourquoi, dans ce moment, entendez-vous mes paroles? Pourquoi ne vous livrez-vous pas plutôt aux mille impressions qui siégent sur votre rétine? c'est que vous *voulez* entendre : vous *voulez* percevoir uniquement certaines impressions dont vous avez fait choix. Pourquoi, au milieu d'une rue bruyante, entendez-vous le moindre de tous ces bruits — la voix qui vous parle? c'est parce ce que vous le *voulez* ainsi. Or, si la sensation est un fait actif, un fait qui n'est pas dans la dépendance absolue du fait sensuel, il est évident qu'il y a pour l'homme une autre certitude que celle des sens—une certitude supérieure et antérieure, non-seulement aux impressions des sens, mais encore à la sensation elle-même. C'est en vertu de cette certitude que vous choisissez de percevoir telle ou telle impression, et non telle autre : c'est en vertu de cette certitude que vous êtes attentifs dans telle direction donnée, et non dans telle autre. En un mot, l'activité et la volonté précèdent la sensation ; et l'activité et la volonté émanent d'une certitude antérieure à elles-mêmes. Mais quelle est donc cette certitude?

L'école éclectique place l'origine de la certitude dans le *Moi* humain : elle considère la certitude comme un effet nécessaire de la constitution spirituelle de ce *Moi*. Nous allons essayer de vous faire comprendre ce langage. — Reid, que l'on peut considérer comme le chef moderne de l'école éclectique, Reid disait, qu'il y avait en nous certains jugements préétablis, innés en quelque sorte, qui étaient comme les *facultés* de l'ame, et qui croissaient et se développaient avec l'âge et l'instruction : c'était là, selon lui, le fondement de la certitude. — Kant établit également, qu'il y a une certaine somme de jugements qui émanent de la nature même de l'entendement : ces jugements sont *à priori*, universels, nécessaires : ils constituent des connaissances *pures* et antérieures à toute expérience : ils forment les lois de la raison. — Enfin, selon M. Cousin, le *Moi*, en s'observant lui-même, trouve dans sa conscience certaines notions pures, antérieures à l'observation, universelles, inévitables, nécessaires, qui font partie de sa constitution spirituelle. M. Cousin donne le nom de *Raison* à l'en-

semble de ces notions, et il en dresse les catégories.
Il existe, selon lui, deux notions primordiales d'où émanent toutes les autres : ce sont les notions de causalité et
de substance : de là sortent les idées absolues de *vrai*,
de *beau*, de *bien ;* et de celles-ci viennent les idées absolues de *nécessaire* et de *contingent*, d'*unité* et de *pluralité*,
de *bien* et de *mal*, de *juste* et d'*injuste*, de *devoir* et de
droit, de *fini* et d'*infini*, d'*éternité* et de *temps ;* les idées
d'*espace ;* les idées de *mathématique pure ;* etc., etc. Ce sont
là les notions qui forment la base de notre certitude, et
que les docteurs de l'école éclectique enseignent sous le
nom collectif de *Raison*.

Vous ne retirerez qu'un seul avantage, Messieurs, de
la lecture des livres publiés par l'école éclectique : il
vous sera démontré par ces livres qu'il existe un grand
nombre de notions qui ne viennent pas de la sensation.
Mais il reste à savoir si ces notions émanent de la nature
spirituelle de l'homme ou bien de l'éducation? si elles
sont des facultés innées ou des facultés acquises?

Je ne sais, Messieurs, si je me suis fait bien comprendre ; et, dans un sujet aussi important, je ne crain-
drai point de me répéter. Le *Moi*, aux yeux des éclectiques modernes, constitue toute l'existence spirituelle de
l'homme : ce *Moi* est doué de plusieurs *propriétés essentielles* (permettez-moi, pour un moment, l'emploi de ce mot
usité dans les sciences physiques : il rend parfaitement
la pensée de l'école dont nous nous occupons) : ce sont
ces propriétés qui engendrent les idées *absolues, imper-
sonnelles*, de cause, de substance, d'espace, en un
mot, toutes les catégories proposées par les éclectiques.
De plus, le *Moi* possède encore la faculté de sentir les
impressions qui lui sont transmises par les sens : il possède aussi celle de se sentir lui-même. Par la première
de ces facultés, il est mis en rapport avec le monde extérieur : quant à la seconde, elle vous paraîtra sans doute,

Messieurs, difficile à comprendre ; mais nous ne sommes ici que les interprètes fidèles du maître qui enseigne à l'Ecole normale. « *Le Moi*, » disait-il dans ses cours, et dit-il encore dans ses livres : « *Le moi se replie sur lui-même ; le moi s'observe lui-même.* » Vous ne comprendrez assurément jamais comment une existence que M. Cousin admet comme essentiellement *une*, comment une *unité substantielle* se décompose à l'occasion et devient multiple, de manière à pouvoir se regarder elle-même, soit dans elle-même tout entière, soit dans telle ou telle portion d'elle-même : c'est là une absurdité que nul raisonnement ne peut justifier : c'est là une contradiction formelle et inadmissible. Mais ceci importe peu aux éclectiques : ils affirment le fait, et passent outre à la narration de ce qu'ils appellent l'*éveil du Moi*. Nous ne les suivrons pas dans cet exposé : qu'il nous suffise ici de dire, que c'est lorsque le *Moi* a senti le monde extérieur, que, en s'observant lui-même, il reconnaît qu'il a conscience, non-seulement des faits sensibles, mais encore de notions qui dépassent la portée des sens — notions qui sont antérieures à toute sensation, pures, absolues, universelles — ces notions, en un mot, qui forment les lois de la raison.

Telles sont les généralités de la doctrine de M. Cousin ; et sans doute, Messieurs, vous apercevez déjà toutes les objections qui peuvent lui être opposées sous le rapport de la certitude. M. Cousin affirme-t-il, que la certitude émane de ses notions absolues ? Vous lui demanderez d'où lui vient l'assurance que ces notions sont *absolues ?* — M. Cousin répond-il, que cette assurance est fondée sur ce qu'il ne reconnaît pas de notions antérieures à celles-là ? Vous lui objecterez que, dans sa doctrine, pour reconnaître un fait, il faut raisonner et observer : que, par conséquent, c'est le raisonnement et l'observation qui forment la base de sa certitude ; et

que cette certitude, en définitive, n'est que son opinion
personnelle. — M. Cousin prétend-il, que tout le monde
a les mêmes notions que lui : que tout le monde a la
même opinion personnelle : que, par conséquent, il est
fondé à croire que ces notions, cette opinion personnelle,
sont cette certitude commune qu'en d'autres termes il
appelle universelle? — Vous prouverez à M. Cousin, et
vous lui démontrerez sans peine, que tout le monde n'a
ni les mêmes notions, ni la même opinion que lui. —
« Enfin, » dira peut-être M. Cousin, « je suis, en définitive, certain de mon *Moi* et des choses dont j'ai conscience : qui, parmi ceux qui m'écoutent, oserait dire
qu'il n'est pas certain de son *Moi* et de sa conscience? »

Cet argument a été, en effet, employé par M. Cousin
dans ses cours; mais il est bien facile d'y répondre vic-
torieusement. On peut citer d'abord certains cas pathologiques dans lesquels la notion du *Moi* est complètement
perdue. On peut rapporter encore certaines observations
d'individus, perdus enfants dans les bois, et chez lesquels, bien qu'ils fussent déjà pubères, la notion du *Moi*
n'existait pas encore suivant toute apparence : plus tard
cette notion leur fut donnée par l'éducation. On peut
objecter enfin, que tous les hommes n'ont pas la même
conscience; et, à cet égard, il suffira d'énumérer les
différents peuples qui ont habité, ou qui habitent encore,
sur la surface de notre globe.

Non, Messieurs, tout homme n'est pas toujours certain de son *Moi*: vous trouverez peut-être, par la suite,
dans votre pratique des hommes chez lesquels vous ob-
serverez la perte totale ou momentanée de cette notion.
Non, tous les hommes n'ont pas la même conscience, ni
les mêmes idées. Il est impossible de prouver, que tous
les hommes ont, en naissant, la même notion du *Moi*;
et que cette notion n'est pas, comme toutes les autres,
un produit de l'enseignement. Il est également impos-

sible de prouver, que tous les hommes ont les mêmes notions du *beau*, du *laid*, du *juste*, de l'*injuste;* etc. — qu'ils ont tous les notions des vérités d'évidence dite mathématique; etc. — Et nous ne nous arrêterons pas ici à énumérer et à réfuter ces preuves; car, en y réfléchissant, qui pourra croire que les idées d'un cannibale et celles d'un chrétien soient les mêmes? qui pourra croire que le *Moi* du Dahomay soit semblable à celui de Saint-François de Salles ou de Saint-François d'Assise?

Cependant nous ne devons pas borner ici notre réfutation : il nous faut soulever des objections plus capitales encore. Cette école est puissante. Grâce à la haute position que les fondateurs de l'éclectisme occupent dans l'Université, leurs doctrines sont adoptées et propagées par calcul : il est donc de notre devoir de vous prémunir fortement contre des séductions intéressées qui pourraient un jour vous obséder.

Remarquez, Messieurs, que, au dire de ses fondateurs, l'école dont il s'agit a eu pour but, dans l'origine, de combattre et de détruire les doctrines sensualistes, c'est-à-dire celles qui font émaner la certitude des sens, ou, en définitive, *de l'observation*. Or, quelle est la base de la certitude dans l'éclectisme? — *l'observation intérieure*. Les maîtres en conviennent; et M. Cousin affirme que c'est là le principe de toute science. Ainsi, pour réfuter un système qui place son existence dans l'observation en général, les éclectiques en appellent à une observation spéciale, à l'observation intérieure que chacun peut faire de lui-même. Au moins, chez ceux que les éclectiques nomment sensualistes, l'observation de l'un peut être contredite par l'observation d'un autre, de mille autres : il existe, par conséquent, un moyen quelconque de vérification; mais qui sera admis à vérifier l'observation d'un éclectique? qui pourra lui affirmer qu'il voit en lui mieux que lui-même? qui, surtout, pourra le lui faire croire? Evidemment, sous le rapport de l'observation, les éclectiques sont inférieurs aux sensualistes eux-mêmes, car leur principe premier exclut tout moyen de vérification.

Mettons que ce système d'observation vaille celui des sensualistes : il sera, dans tous les cas, sujet aux objections que nous avons opposées à ces derniers : il sera ruiné par l'argumentation que nous avons plus haut développée. Nous pouvons donc passer outre ; car il est inutile de vous répéter ce que vous avez déjà bien entendu.

Les remarques que nous venons de faire sur l'*individualité* de l'observation dans la doctrine éclectique nous conduisent à rechercher quelles en sont les conclusions sociales. Evidemment, Messieurs, une doctrine qui *pose le Moi avant tout*, selon l'expression de M. Cousin, ne peut conclure qu'à l'égoïsme, c'est-à-dire au principe anti-social par excellence—à celui qui, isolant chacun de tous les autres, le pose l'ennemi de tout le monde, parce qu'il est uniquement l'ami de lui-même. Ce principe est celui dont la présence fait souffrir aujourd'hui l'Europe, la France et vous-mêmes. Vous savez tous, sans que je vous le dise, que, s'il n'y avait que des égoïstes sur la terre, nulle société n'existerait : que c'est grâce aux honnêtes gens que les méchants peuvent se supporter. Aussi n'ai-je pas besoin de vous prouver, que l'égoïsme est le fléau le plus redoutable de l'humanité. Sans doute M. Cousin nous dira que, en *posant le Moi avant tout*, il ne fait qu'énoncer une formule métaphysique sans conséquences pratiques. J'accepte cette intention, bien que j'aie le droit d'aller interroger la vie privée des maîtres pour reconnaître si, en effet, leur conduite est aussi parfaite qu'elle le serait s'ils avaient une autre croyance. J'accepte, dis-je, cette intention, et je m'abstiens de toute investigation; mais je ferai observer que cette affirmation est faite en public, devant beaucoup de gens qui ne connaissent pas ces distinctions subtiles entre la métaphysique et la pratique. Or ces gens pratiqueront. Et que trouveront-ils chez eux en s'observant eux-mêmes? leurs passions et leur égoïsme : ils *poseront donc avant tout* leur égoïsme et leurs passions. Et qui sera admis à leur représenter qu'ils se trompent? Que répondre à celui qui vous dit : — « J'ai l'autorité de mon *Moi* : vous avez celle du vôtre : vous avez raison pour vous, mais non pour moi. » — Parlez-lui du *beau*, du *laid*, du *juste*, de *l'injuste;* et il vous répondra :— « Le *beau*, c'est la richesse, les plaisirs, les belles femmes, les sons agréables : — le *laid*, c'est ce qui me déplaît : — le *juste*, c'est ce qui me sert : — *l'injuste*, c'est ce qui me nuit. » — Qui osera dire qu'il n'y a pas beaucoup de gens qui pensent et qui agissent ainsi? et cependant ces gens ne font absolument que *poser leur Moi avant tout.*

Voyons enfin, dans les sciences, à quoi peuvent servir les découvertes de l'éclectisme. Ne savions-nous pas tout cela avant eux? N'avions-nous pas, avant eux, les idées de cause, de substance, d'espace, d'infini, d'unité? Que nous ont-ils donc appris? Ce que nous demandons avant tout, c'est un *criterium de certitude* qui puisse nous accompagner dans chacune de nos opérations scientifiques aussi bien que dans chacune des actions de notre vie : ni leur *Moi qui se pose*, ni leur *Observation intérieure*, ni leur *Raison*, ne peuvent nous servir en ces choses.

Nous allons en conclure avec l'éclectisme par un argument général, qui écarte également toute doctrine qui considère l'homme comme la source de quelque chose d'absolu.

Nécessairement, Messieurs, un être qui possède en lui-même l'absolu ne saurait être un être relatif : il est lui-même absolu ; car il faut forcément qu'il soit complètement l'un ou complètement l'autre — ou relatif ou ab-

solu. Les deux modes dont il s'agit sont contradictoires:
l'un est exclusif de l'autre. Or, qu'est-ce que c'est qu'un
être absolu? — c'est un être qui existe substantiellement
par lui-même : qui a en lui-même sa raison d'être, sa
raison d'affirmer, de juger, d'agir : qui, par conséquent,
est incréé. Qu'est-ce que c'est qu'un être relatif?— c'est
un être qui est créé : qui ne peut agir par lui-même: qui,
pour produire un acte, doit nécessairement être placé
dans certaines relations. Si vous voulez bien déduire les
conséquences de ces deux définitions, vous verrez à
l'instant que, si l'homme possédait virtuellement et par
lui-même, ainsi que l'affirment les éclectiques, des notions absolues—c'est-à-dire sa raison d'affirmer et de
juger—il s'ensuivrait qu'il aurait en lui-même sa raison
d'être et d'agir : il serait sur la terre pour lui et uniquement pour lui: il y serait par lui et uniquement par lui,
par sa propre volonté et par ses propres forces : il n'aurait nul besoin des autres, nulle obligation envers les
autres : on ne voit pas trop pourquoi il naîtrait, et pourquoi il mourrait. Aussi les éclectiques forts, et M. Cousin
le premier, concluent assez uniformément à un panthéisme d'autant plus dangereux qu'il n'est pas avoué, et
qu'il se couvre d'un langage qui trompe le lecteur ordinaire. Ils admettent sans peine que les *Moi* humains
descendent dans des corps mortels par leurs propres
forces, et qu'ils en sortent chassés par les imperfections
de la matière pour y rentrer ensuite. Telle était du reste
la doctrine avouée du gnosticisme et de l'ancien éclectisme d'Alexandrie—éclectisme qui ne différait de celui
que l'on enseigne aujourd'hui que dans ses points de
départ.

Or, tout cela est faux, Messieurs. Vous qui allez étudier les sciences positives, vous saurez bientôt que tout
cela n'est que vanité et ignorance. Vous verrez que
l'homme est une fonction qui accomplit un rôle dans l'en-

semble ordonné des fonctions qui composent l'univers. Vous verrez que sa présence, comme fonction , y est essentielle comme la présence d'un rouage dans une machine. Vous reconnaîtrez que le corps est l'instrument de l'âme — instrument parfaitement approprié aux œuvres que nous avons à accomplir ici-bas. Vous apprendrez que la fonction des hommes n'est pas éternelle, qu'elle a commencé et qu'elle doit finir. Vous étudierez l'histoire de la science ; et vous verrez que l'homme seul n'est rien ; mais que la succession des hommes et leur association dans un même but, c'est-à-dire l'humanité, a seule quelque valeur. Vous reconnaîtrez que l'homme a besoin de ses semblables pour naître et pour exister spirituellement aussi bien que matériellement. L'étude des œuvres progressives de l'humanité vous montrera comment chacun de nous, loin d'inventer tout, apprend tout ; et comment nous ne pouvons être utiles à nos semblables qu'en ajoutant une conséquence de plus à celles qu'ils possèdent déjà : et vous reconnaîtrez que c'est en cela que résident la vérité et l'ordre du progrès. Enfin, Messieurs—considérant que l'homme ne saurait ni parler ni agir s'il n'est instruit à parler et à agir—et vous rappelant que l'homme n'a pas existé de toute éternité sur cette terre, et que par conséquent il y a nécessairement eu une famille primitive—vous vous demanderez d'où cette famille a reçu l'enseignement du langage et la connaissance de la loi morale ? et vous comprendrez alors, que la doctrine de la révélation est non seulement la plus intelligible et la plus raisonnable, mais qu'elle est encore la plus conforme aux faits que la tradition historique nous a conservés, et à ceux que les sciences de formation nous démontrent. Vous comprendrez enfin, que les travaux de l'école éclectique ont pour unique but de nier la nécessité d'une révélation.

Ces réflexions, Messieurs, nous amènent sur le terrain où nous devons nous arrêter pour examiner la troisième des doctrines sur la certitude professées aujourd'hui. Nous allons vous parler de l'enseignement catholique à cet égard—non que nous voulions pénétrer avec vous dans les profondeurs des travaux publiés par les théologiens sur ce sujet : nous voulons seulement vous entretenir des généralités. Les catholiques, Messieurs, admettent que toute certitude émane de la révélation. A cet égard, ils continuent l'enseignement universel, c'est-à-dire celui qui a le plus généralement régné, qui a fondé toutes les civilisations et toutes les nations qui ont existé et qui existent—l'enseignement que l'immense majorité des hommes a accepté—l'enseignement qui n'a jamais été nié que par des minorités exceptionnelles peu nombreuses. Vous nous demanderez quelle est notre opinion à cet égard? Messieurs, notre opinion est celle de la majorité; et je m'étonne qu'aujourd'hui, où l'on proclame si haut la souveraineté du peuple, c'est-à-dire la souveraineté de la majorité, les hommes qui se disent partisans de cette doctrine, qui se disent prêts à mourir pour elle, refusent cependant de la reconnaître et de s'y soumettre en une seule chose, en celle où la majorité est presque égale à l'unanimité, à l'universalité. Réfléchissez-y. Le genre humain ne s'est pas trompé : s'il se fût trompé, loin d'avoir produit cette masse de richesses dont nous usons aujourd'hui, il n'existerait plus. En vérité, je ne comprends pas comment on ose nier le principe même qui a conservé la société jusqu'à nos jours. Est-il donc une preuve plus grande de la valeur d'une croyance, que les fruits mêmes qu'elle a donnés ? Dire que ce principe est faux, n'est-ce pas la même chose qu'affirmer que les fruits n'existent pas? Or, Messieurs, vous en usez : vous en vivez : qui pourra vous les nier !

Nier la révélation, Messieurs, c'est nier l'existence d'une loi de création : c'est affirmer que les hommes se sont fait à eux-mêmes leur loi de création—qu'ils se sont assigné à eux-mêmes leur fonction et leur but dans l'ensemble de l'univers. Or, ce sont là des absurdités évidentes. Quand même on ne saurait pas positivement que l'espèce humaine a commencé dans des temps qui ne sont pas très éloignés, il serait ridicule de prétendre qu'un atome aussi petit qu'un homme s'est fait par lui-même, par ses propres forces, partie intégrante de cet immense univers. Nier la loi de création, c'est nier le devoir qui oblige les individus aussi bien que les peuples : c'est mettre à néant toutes les doctrines qui ont fait les nations. Dire que les hommes se sont faits eux-mêmes, c'est affirmer qu'un homme peut être homme sans éducation et sans instruction ; car, tout ce que chacun de nous sait, il le reçoit des autres ; et le plus grand génie y ajoute bien peu de chose. Remontez, nous le répétons, dans la suite des siècles : vous trouverez toujours que la génération qui suit a été enseignée par celle qui précède, jusqu'au moment où vous arriverez à un premier homme ; car n'oublions pas que l'espèce humaine a commencé, Messieurs. Or, de qui ce premier homme a-t-il reçu l'enseignement ? Par quel privilége se serait-il fait à lui-même son enseignement ? par quel privilége que nous ne possédons pas, et que nul autre n'aurait possédé depuis ? Souvenez-vous, maintenant, de l'argument dont nous nous sommes servis tout à l'heure contre les éclectiques, lorsque nous disions que l'homme était un être relatif, et partant incapable de découvrir par ses propres efforts une loi absolue ; et vous reconnaîtrez que nos pères ne se sont point trompés en disant, que le même être souverain qui a créé l'homme lui a aussi donné la loi qui doit le régir.

Oui, Messieurs, nous le répétons, toute certitude émane de la révélation. Mais il ne suffit pas d'affirmer ce fait d'une manière abstraite : se borner à cela, ce serait se contenter de reconnaître un principe dont les applications à la science sont très éloignées. Il faut dire de plus que cette certitude est la morale, c'est-à-dire la formule même de la loi de création imposée aux hommes, leur devoir et leur but.

Les théologiens, Messieurs, n'ont point poussé leur science dans cette direction : ils se sont bornés à exposer les conséquences de la révélation sous certains rapports dogmatiques importants, mais dont ce n'est pas ici le lieu de s'occuper. Ils ne se sont point occupés d'élever la révélation à la hauteur d'un *Criterium* universel applicable à toute espèce de questions. Ce point de vue leur a échappé : du moins a-t-il échappé à la plupart des théologiens modernes. Il y a plus : le plus grand nombre d'entre eux, et dans ce nombre il faut ranger Saint-Thomas d'Aquin, ont pensé que l'homme pouvait par lui-même s'élever à une certaine connaissance : ils ont admis une raison naturelle, une loi naturelle. Nous n'acceptons pas ces affirmations, tristes conséquences de l'influence qu'a exercée l'école aristotélicienne dans le moyen-âge; et ces déviations de la théologie nous prouvent combien ses docteurs étaient loin d'élever la révélation au rang de *Criterium* unique et universel, comme nous allons tâcher de le faire aujourd'hui.

Nous définissons la morale : — La loi qui règle les rapports des hommes entre eux, des hommes avec le monde et des hommes avec Dieu. La morale est le but : tout le reste vis-à-vis d'elle, politique, science, art, industrie, tout est moyen, tout est méthode. La morale est le principe de ces méthodes; et comme elle est la loi pratique par excellence, elle est aussi le moyen de vérification par excellence.

La morale est le seul moyen absolu que possèdent et la philosophie et la science pour apprécier la réalité de leur point de départ, et pour vérifier à chaque instant chacun des éléments, matériels ou rationnels, dont elles se composent, chacun des travaux dont elles s'accroissent : c'est le seul moyen qui, en toutes occasions, puisse faire justice des doutes et des objections, et séparer, sans erreur possible, le vrai du faux, le bien du mal.

La morale est antérieure à toutes choses. Elle est antérieure au dogme qui en émane, à la science qui en découle, au clergé qui est institué pour la répandre et par l'exemple et par l'enseignement : car le dogme, la science, le clergé, supposent la société ; et, s'il est certain que sans la société l'être humain ne serait pas homme, il est également incontestable que la société ne saurait ni commencer ni exister sans une loi morale.

La morale est antérieure à la tradition, à l'autorité universelle du genre humain ; car quel est le lien et le principe de cette autorité traditionnelle, si ce n'est la morale elle-même qui partage l'histoire en actes bons et en actes mauvais ? — Elle est antérieure à la conscience individuelle ; car qu'est-ce que la conscience, si ce n'est le sentiment même de la morale ? — Elle est antérieure au sens intime, au sens commun, aux lois de la raison, à toutes ces facultés vraies ou fausses sous lesquelles se cache notre ignorance, et plus souvent notre vanité ; car que sont toutes ces prétendues facultés, si ce n'est le sentiment intime de la morale qui nous a été enseignée ?

La morale atteint toutes choses : car la morale, c'est la définition du bien et du mal. Or qu'est-ce que le bien ? c'est le vrai en philosophie, en art, en science, en politique : c'est tout ce qui est conforme au but moral de la société. — Qu'est-ce que le mal ? c'est le faux en philosophie, en art, en science, en politique : c'est tout ce qui est contraire à ce but moral.

Nous allons maintenant reprendre une à une chacune de ces différentes propositions ; et nous allons essayer de vous faire comprendre comment la loi morale juge

souverainement tous les actes humains dans quelque direction que ces actes soient produits.

La morale, avons-nous dit, *est le criterium absolu en
philosophie :* et, pour démontrer cette première assertion, il nous suffira de démontrer que la morale engendre
directement la philosophie.

La *Logique,* en mettant les préliminaires de côté, n'est
pas autre chose qu'une exposition générale des méthodes.
Or, ainsi que nous l'avons déjà indiqué, ainsi que nous
devons l'établir d'une manière plus complète encore dans
notre prochaine leçon, toute méthode est essentiellement
un moyen destiné à atteindre un but, et qui, par conséquent, est nécessairement coordonné du point de vue
du but qui doit être atteint. Il suit évidemment de là que
le but juge souverainement la méthode ; et, puisque la
morale juge souverainement le but, il est évident que la
morale est le seul principe de certitude qui puisse être
invoqué en logique.

La deuxième section de la philosophie, l'*Ontologie,*
n'est pas autre chose que la définition et la démonstration des existences que la morale suppose, et qu'elle démontre être nécessaires à son enseignement ou à son
exécution. Ainsi toute morale, en définissant le bien et le
mal, enseigne que l'homme ne peut atteindre au bien que
par le sacrifice de ses intérêts personnels, de ses passions,
de ses appétits charnels. Or, pour que ce sacrifice soit
possible, il faut nécessairement que l'homme soit doué
d'une force spirituelle, spontanée, active, puissante à
combattre et à dominer les impulsions de la chair. La
morale suppose donc l'existence de l'ame chez l'homme,
puisque cette existence est nécessaire à l'exécution de
toute loi morale. C'est ainsi que la morale suppose l'existence d'un grand nombre de principes dogmatiques qui
ne peuvent être niés, si l'on ne nie en même temps l'existence de la loi morale elle-même. Or, l'ontologie n'étant

autre chose que l'exposition et la définition de ces principes dogmatiques, il est évident que la morale engendre directement l'ontologie. Et remarquons ici, que la pratique de la loi morale qui est suivie depuis qu'il existe des sociétés humaines—cette pratique dont le résultat a été, en définitive, d'avoir conservé jusqu'à ce jour l'humanité et de l'avoir élevée jusqu'où elle est aujourd'hui parvenue—cette pratique, disons-nous, est la meilleure et la plus palpable vérification de la réalité de ces principes dogmatiques que la morale suppose; car, si les existences que la morale suppose essentielles n'existaient pas, jamais la morale elle-même n'eût pu être réalisée, et jamais les résultats qui existent aujourd'hui sous nos yeux n'eussent été produits.

La morale, avons-nous dit, *est le criterium absolu en science.* Peut-être, Messieurs, après avoir insisté, ainsi que nous l'avons fait dans nos précédentes leçons, sur le but, les limites et les fonctions de la science, 'peut-être serait-il oiseux de développer longuement devant vous tous les arguments qui établissent invinciblement à nos yeux la toute-puissance de la morale comme *criterium* scientifique. La démonstration en ressort directement de la définition que nous avons donnée de la science, et de la fonction que nous lui avons assignée. Mais, afin de ne point laisser dans notre argumentation une lacune importante, nous allons vous exposer un autre ordre de preuves qui établissent d'une manière non moins directe ce qui doit vous être déjà suffisamment démontré.

Pour reconnaître que la morale doit être pour les hommes le *criterium* scientifique absolu, il suffit de s'élever, dans la considération de cet univers, au degré de généralité où se sont placés tous les grands inventeurs. A ce point de vue, il devient évident que toutes les existences qui composent notre monde sont fonctions les unes des autres, de telle sorte que si l'une d'elles, une seule, venait à être anéantie, l'ordre de la nature entière serait modifié, et notre phénomène cesserait d'être dans ses conditions actuelles d'existence. Il serait impossible, en effet, de modifier, en quoi que ce fût, une seule des lois générales de notre monde, sans modifier par cela même l'ordre phénoménal tout entier. Il résulte de là que, dès que nous possédons l'une de ces lois générales, nous possédons réellement l'une des formules de l'harmonie universelle, et nous avons une base rationnelle et scientifique pour étudier et pour découvrir toutes les autres.

D'un autre côté il ne faut pas oublier que, si l'homme était jeté sur cette terre sans que la loi d'une fonction quelconque lui fût révélée, l'homme ne pourrait évidemment jamais distinguer dans ce monde des fonctions multiples : il ne pourrait apercevoir qu'une totalité sans parties et indivisible. *Connaître*, au point de vue humain, c'est percevoir des rapports : *observer*, au point de vue humain, c'est connaître la loi de ces rapports et l'appliquer à l'étude des phénomènes. Or, si l'on ne possède à l'avance un moyen quelconque de spécialiser les faits, il est évident que l'on ne pourra jamais procéder à la découverte des rapports qui peuvent exister entre ces faits : on ne pourra même pas soupçonner que ces rapports existent ; car ce qui constitue l'unité d'un fait à nos yeux, c'est l'impossibilité dans laquelle nous sommes d'y découvrir des différences ; et ce qui nous rend possible l'analyse d'un fait, c'est la perception d'une différence première. De même, pour observer un fait, il faut nécessairement connaître la loi de ce fait ; car l'homme ne saurait connaître les faits d'une manière absolue et dans leur essence : il ne peut les connaître que comme les termes divers d'un rapport qui leur est commun ; et par conséquent, la connaissance du rapport lui-même est nécessairement celle qui doit précéder toutes les autres. Ainsi l'histoire des sciences nous montre que les hommes ne percevaient pas les choses qui nous paraissent aujourd'hui les plus grossièrement évidentes, uniquement parce que la série des déductions scientifiques n'avait point encore établi les rapports qui devaient les appeler à regarder.

D'une part donc, pour reconnaître qu'il existe dans ce monde des fonctions multiples et diverses, il faut de toute nécessité posséder la loi de l'une quelconque de ces fonctions : et d'autre part, dès l'instant que l'on possède la loi d'une fonction quelconque, on possède un principe de certitude qui permet de découvrir et d'étudier toutes les autres.

Or il est incontestable, il est certain, que les hommes ne possèdent de prime-abord que la loi d'une fonction de ce monde; et cette fonction est celle de l'homme lui-même. Jamais il n'a existé de science là où il n'a pas existé de société; et jamais il n'a existé de société là où aucune loi des fonctions humaines n'a été connue. Cette loi c'est la morale : et dans tous les temps, comme dans tous les lieux, cette morale a été le principe de certitude à l'aide duquel les hommes ont découvert et établi les lois de toutes les autres fonctions de ce monde. Voilà pourquoi les erreurs morales des hommes se réfléchissent et se multiplient à l'infini dans les sciences; et voilà pourquoi, à toutes les grandes époques de rénovation sociale, la science, comme la morale qui l'engendre et qui la juge, se modifie profondément dans sa forme, en demeurant, comme elle, éternellement la même dans son principe et dans son but.

Après avoir ainsi démontré que la morale est le principe de certitude le plus absolu que l'on puisse invoquer dans la philosophie et dans la science, sera-t-il nécessaire, Messieurs, d'étendre encore notre démonstration, et de vous prouver que ce même principe atteint et juge au même titre tous les actes humains? Est-il besoin de vous faire voir que chez tous les peuples, et dans tous les temps, une loi morale a dirigé et jugé les œuvres artisti- ques , les institutions politiques et même les travaux in- dustriels? — Nous ne le pensons pas. Qui de vous ne sait que, à leur point de vue le plus général, les arts n'ont d'autre mission que celle d'enseigner, sous toutes leurs formes , la même loi morale, comme la politique n'a d'autre but que celle de traduire cette loi en institutions temporelles? Cela étant, qui de vous pourra douter que la morale ne soit également le *criterium* de l'art et de la politique?

Oui , Messieurs : —philosophie, beaux-arts , sciences, institutions politiques, — la morale atteint tout, et juge tout; et voilà précisément pourquoi l'égalité existe parmi les hommes. L'égalité n'existe, en effet, ni dans les formes corporelles, ni dans les forces musculaires ou vi- tales , ni dans les aptitudes organiques, puisque tous ces éléments sont nécessairement modifiés à l'infini par toutes les conditions sociales ou organiques dans lesquelles l'homme se trouve placé, et créent peut-être autant d'ap- titudes différentes qu'il existe d'individus. Mais l'égalité existe au point de vue d'une loi morale unique , vis-à-vis laquelle tous les hommes, sans acception de leurs inéga- lités organiques , sont également obligés : l'égalité existe au point de vue d'un devoir commun que tous les hommes sont appelés à remplir : l'égalité existe, enfin, au point de vue d'une œuvre commune dont tous les hommes, quelles que soient leurs aptitudes organiques spéciales, sont les ouvriers solidaires. C'est là précisément l'un des caractères qui distinguent la révélation chrétienne de tous les dogmes religieux antérieurs au Christ. Tous ces dogmes ont dit, que les hommes issus d'une même ori- gine, accomplissant une même œuvre, et unis par une même loi , étaient égaux et frères ; mais le Christ seul a pu dire,

que tous les hommes, sans exception aucune, avaient
même origine, puisqu'ils descendaient tous, par voie
continue de génération, de cet homme primitif que Dieu
fit à son image : que tous les hommes étaient égaux, puisqu'il leur assignait à tous le même but — celui d'appeler
le règne de Dieu sur la terre : que tous les hommes étaient
frères, enfin, puisque, ayant même origine et même
but, ils étaient tous obligés vis-à-vis la même loi morale, le dévouement. Aristote et Platon ont bien pu pro-
clamer l'égalité de tous les membres de la cité ; car tous
ils avaient même origine — ils étaient fils des dieux :
tous ils avaient même but — l'extension et la conservation de la cité : tous ils avaient même devoir et même
droit — le devoir de la guerre et le droit des armes :
mais jamais Aristote, jamais Platon, ne purent franchir
l'immense abîme qui séparait le citoyen de l'esclave ; car
il leur eût fallu assigner à l'humanité tout entière une
origine unique, un but unique, et une loi morale unique
conduisant de cette origine à ce but.

Mais si le *criterium* universel était quelque formule
métaphysique accessible seulement aux intelligences les
plus déliées : si le principe de certitude était quelque
dogme abstrait dont les savants seuls pourraient mesurer
la profondeur et la portée, où donc serait l'égalité ? où
serait l'égale responsabilité des hommes ? Il faut qu'un
principe de certitude soit également clair pour le savant,
et pour le pauvre d'esprit qui ne sait pas lire ; car tous
deux sont également appelés à agir dans ce monde ; et
tous deux ont également besoin d'un *criterium* pour juger
leurs actes. Il faut qu'un principe de certitude soit également intelligible pour l'enfant qui vient de prendre sur
lui le nom de chrétien, et pour le vieillard qui a usé sa
vie dans l'œuvre du christianisme ; car tous deux peuvent être appelés demain à rendre compte à Dieu du talent qui leur a été confié ; et tous deux seront jugés vis-

à-vis la même loi. Il faut enfin qu'un principe de certitude soit également absolu pour les gouvernants et les gouvernés, le clergé et le laïc, le docteur et l'élève, le prêtre et le catéchumène ; car c'est de ce principe seul que le pouvoir, temporel ou spirituel, peut recevoir sa sanction ; et c'est au nom de ce principe seul que le peuple peut et doit juger le pouvoir.

Pour terminer cette leçon, il ne nous reste plus maintenant qu'à vous exposer le procédé général au moyen duquel nous transformons la loi morale en un *criterium* universel qui puisse juger souverainement, et sans aucun recours à la vérification directe, toutes les doctrines scientifiques, en séparant immédiatement, et sans erreur possible, le bien du mal, le vrai du faux.

Ce procédé peut être réduit à deux propositions générales que nous formulons ainsi : —

Une formule ou une doctrine scientifique étant donnée, déterminer par des procédés logiques rigoureux, quelles en sont les conséquences pratiques : la doctrine sera vraie ou fausse, suivant que ces conséquences seront conformes ou contraires aux enseignements de la loi morale : —

Une formule ou une doctrine scientifique étant donnée, déterminer par des procédés logiques rigoureux, quelles sont les existences que cette doctrine affirme ou nie : la doctrine sera vraie ou fausse, suivant qu'elle affirmera ou qu'elle niera les existences que la loi morale suppose et démontre.

Lorsque, dans notre précédente leçon, nous nous sommes occupés des différentes constructions encyclopédiques qui avaient été tentées dans ces dernières années, nous avons démontré que toute conception scientifique générale, qui procédait de la négation de Dieu, concluait directement à une contradiction scientifique ou à une absurdité métaphysique. Dans cette démonstration, nous avons saisi la doctrine matérialiste dans sa conclusion la plus générale, et, portant cette conclusion au contact du fait le plus général qu'il nous soit donné de connaître, nous l'avons démontrée fausse. C'est une marche précisément inverse que nous avons à suivre ici : nous n'avons plus à démontrer les doctrines fausses, parce qu'elles sont contraires aux faits : nous avons à les démontrer fausses, parce qu'elles nient des existences que notre principe de certitude affirme, ou parce qu'elles conduisent à des conclusions pratiques que notre principe de certitude condamne ; et nous sommes d'avance certains, que toute doctrine qui pourra être amenée à de semblables conclusions est à tout jamais et irrévocablement condamnée.

Et ici il nous serait facile de reprendre les doctrines cosmogoniques et astronomiques que nous vous avons exposées dans notre dernière leçon ; et, retraçant pas à pas tous les termes de notre argumentation, nous pourrions vous conduire à la négation de l'existence de Dieu, négation qui est le point de départ commun et le but véritable et unique de toutes ces tentatives génésiaques. Mais, afin de donner à notre argumentation le caractère d'une plus grande généralité, nous préférons porter votre attention sur de nouveaux exemples ; et ces exemples, nous les choisirons surtout parmi les doctrines qui vous heurteront à chaque pas dans la carrière où vous allez entrer.

Il est une doctrine très répandue en Allemagne, quoique sous des formes différentes, dans les grands travaux anatomiques de Schelling, de Spik, de Carus, d'Oken et même de Meckel : — doctrine qui a été surtout développée et vulgarisée en France, vers la fin du siècle dernier, par l'illustre Lamarck ; et qui compte aujourd'hui encore pour partisans M. Geoffroy Saint-Hilaire et quelques-uns des plus savants naturalistes de notre époque : — c'est la doctrine du *Progrès continu.* — Cette doctrine a produit, dans toutes les directions de la science des corps organisés, un nombre fort considérable de travaux dont les résultats se sont infiltrés, plus ou moins complètement, dans la plupart des ouvrages anatomiques et physiologiques que vous devrez consulter pendant la durée de vos études médicales. Tous ces travaux sont, à notre sens, comme non avenus pour la science, et demeurent frappés d'une nullité parfaite : mais, parce que quelques-uns d'entre eux témoignent d'une érudition anatomique véritablement remarquable, il ne sera pas inutile de vous faire toucher du doigt le sophisme fondamental qui les rend stériles : il vous sera en même temps démontré que, en dehors d'une doctrine purement spiritualiste, il n'existe pas pour la science de progrès possibles ; et qu'il suffit d'une conception philosophique générale contraire aux données de la loi morale, pour rendre à tout jamais vaines et infécondes une haute capacité intellectuelle, une érudition profonde, et une ardeur au travail qui ne se dément jamais.

Dans les sciences zoologiques, la doctrine du progrès continu se fonde sur un petit nombre de propositions, qui ont été développées par Lamarck avec une rare franchise (1), et qui, plus ou moins déguisées, sont aujourd'hui adoptées par un grand nombre de savants qui n'ont jamais songé à en mesurer la portée philosophique et les conclusions générales. Nous allons examiner avec vous ces différentes propositions ; et nous essaierons de vous démontrer que toutes elles sont également insoutenables, soit qu'on apporte à discussion les seuls arguments

(1) LAMARCK (J. B. P. A.). *Philosophie zoologique, ou Exposition des considérations relatives aux animaux,* etc., etc. 2 vol. in-8.

de la science actuelle, soit que, ainsi que nous proposons de le faire, on se borne à les juger en employant
pour *criterium* absolu la loi morale. Cet exemple sera
plus propre que tout autre à vous faire comprendre
comment, dans des discussions qui paraissent purement
scientifiques, la morale peut devenir un véritable *criterium.*

Première proposition : — A mesure que nous avan-
çons dans l'étude des corps organisés—à mesure que
nos collections zoologiques s'enrichissent, que nos lacunes se comblent, que nos catalogues acquièrent plus
d'exactitude et plus d'étendue, nous sentons s'accroître,
avec une effrayante rapidité, la difficulté des classifications. Nos caractères les plus tranchés s'évanouissent :
nos formes les plus absolues se modifient; et les espèces
zoologiques, que semblaient différencier les signes carac-
téristiques les plus certains, passent l'une dans l'autre
par d'insaisissables transitions, et ne se limitent plus que
par les caractères spécifiques les plus vagues et les plus
inconstants.

Ainsi, lorsque l'on classe en série toutes les espèces
d'un même genre, de manière à conserver, autant que
faire se peut, les lois de leurs analogies et de leurs affinités naturelles, on voit disparaître l'un après l'autre
tous les caractères différentiels; et tout le genre lui-
même arrive à ne plus former qu'une seule et même espèce. Ce fait paraît tellement constant, que, si parfois
on rencontre des genres incomplets, on peut être d'a-
vance certain que les espèces intermédiaires qui font défaut existent réellement, soit vivantes, soit à l'état fos-
sile, et que des découvertes ultérieures viendront combler les lacunes et rétablir l'intégrité de la série. Il est
vrai que si, dans une série ainsi coordonnée, on choisit
deux termes éloignés, il sera toujours facile, en négli-
geant les termes intermédiaires, d'établir des caractères

spécifiques et différentiels ; mais il est également certain que, lorsque l'on voudra rétablir tous les chaînons intermédiaires, ces différences disparaîtront ; et des individus, qui appartiennent incontestablement à une seule et même espèce, seront souvent plus dissemblables entre eux que des espèces prétendues distinctes d'un même genre.

En zoologie, cette proposition a pour but d'établir que l'*Espèce* n'existe pas dans les limites qui lui sont aujourd'hui assignées par la définition ; ou, en d'autres termes, elle tend à établir qu'il n'existe pas d'espèces animales distinctes, incommunicables entre elles, différenciées par des caractères constants, inaliénables, qui se transmettent par voie directe de génération, et qui demeurent identiques pendant toute la durée de l'espèce. Mais, à ne l'envisager seulement que du point de vue scientifique, il est bien évident que cette proposition repose sur un sophisme fondamental, qui consiste à admettre un rapport matériel là où il n'existe de rapport que vis-à-vis de l'intelligence humaine. Lorsque nous disons, en effet, qu'il existe une *Série animale*, nous affirmons seulement qu'il nous est possible de classer les espèces animales de telle sorte qu'elles se suivent et se succèdent comme les différents termes d'une série constamment croissante ; mais il est bien évident que le rapport que nous créons ainsi n'existe que pour nous ; et que, entre deux espèces animales distinctes, il existe un abîme également infranchissable, quelle que soit la position relative de ces deux espèces dans la série animale. Quelque parfaite que devienne par la suite la série zoologique, c'est-à-dire quelque uniforme, quelque graduelle que devienne la transition d'une espèce à l'autre, les espèces n'en seront pas moins radicalement distinctes tant qu'elles demeureront incommunicables entre elles,

c'est-à-dire, tant qu'elles ne pourront point engendrer
entre elles des individus capables de se reproduire : et
cette différence sera tout aussi radicale, soit que les espèces présentent les caractères extérieurs les plus analogues, soit, au contraire, qu'elles soient différenciées
entre elles par les caractères spécifiques les plus tranchés. Ainsi les nombres 1, 2, 3, 4, etc., se suivent et se
succèdent aussi comme les termes d'une série constamment croissante; mais le rapport qui existe entre ces
nombres est un rapport spirituel qui existe vis-à-vis l'esprit de celui qui crée la série, et nullement un rapport
matériel qui lie l'un à l'autre les termes eux-mêmes :
quel que soit le nombre des termes logarithmiques que
vous intercaliez entre les termes 1 et 2, 2 et 3, etc., etc.,
jamais vous n'arriverez à combler l'abîme qui les sépare;
et les termes 1 et $1\frac{1}{2}$ sont exactement aussi distincts l'un
de l'autre que les termes 1 et 2, 2 et 3. Ce qui est vrai
pour la série des nombres est également rigoureux
pour la série animale : ainsi, la proposition que nous
venons d'exposer, et qui tend à nier la *spécificité* de l'espèce, n'a pas scientifiquement la plus légère valeur.

Mais les conclusions philosophiques de cette proposition sont bien autrement importantes à étudier. En effet,
si, ainsi que Cuvier l'a démontré dans ses admirables
travaux, si Dieu « a pris un soin extrême d'empêcher
l'altération des espèces, de maintenir fixes les formes
des corps organisés, de telle sorte que les espèces actuelles ne puissent jamais être des modifications des espèces détruites : » — si, en d'autres termes, les espèces animales ne peuvent être déduites l'une de l'autre
par voie continue de génération, puisqu'il est démontré
qu'il a paru dans la succession des époques géologiques
des espèces animales nouvelles, il faut nécessairement
admettre que ces espèces nouvelles ont été créées : donc
l'activité créatrice (Dieu) est intervenue directement et

successivement dans l'œuvre de la création : donc Dieu existe. Cet argument est inexorable ; car : ou bien les espèces animales existent par elles-mêmes, et alors elles sont éternelles : ou bien elles n'existent pas par elles-mêmes, et alors elles ont été créées : or, les espèces animales ne sont pas éternelles, puisque la géologie démontre que des espèces jadis existantes n'existent plus, et que les espèces existantes aujourd'hui n'ont pas toujours existé : donc les espèces animales ont été créées. C'est pour répondre à cet argument que l'on a nié l'existence de l'espèce dans les limites qui lui étaient assignées par l'ancienne définition, et que l'on a affirmé qu'une espèce pouvait toujours se déduire charnellement, et par voie de génération, d'une espèce voisine. Or cette affirmation, qui tend à nier l'une des existences que la loi morale suppose, est nécessairement fausse.

Si, au lieu de ramener la proposition qui nous occupe à son point de départ, nous la conduisons à son résultat pratique, nous arrivons à un résultat identiquement le même. En effet, toute proposition qui nie l'existence de l'*espèce* dans la série animale, conclut directement à la consanguinité de l'homme et des animaux, et nie par conséquent l'un des premiers dogmes de la morale : la domination de l'homme sur tous les êtres créés.

Deuxième proposition. — « Il est incontestable pour tous que, toutes les fois que les individus d'une même espèce changent de lieu, de station, de climat, de mode d'existence, ils subissent des modifications qui altèrent à la longue, d'une manière sensible, leurs formes, leurs instincts, leur organisation ; de telle sorte que l'individu tout entier participe au changement du milieu. Si cette influence d'un milieu différent se prolonge pendant une longue suite de générations, elle pourra imprimer aux individus qui y auront été soumis des caractères spéci-

fiques ineffaçables et transmissibles par voie de génération : elle pourra transformer deux *variétés* en deux *espèces* distinctes. »

« Ainsi, dit Lamarck, toutes les plantes sauvages que
nous transportons dans nos jardins éprouvent les modifications les plus profondes : elles étaient pubescentes et
velues, elles sont devenues lisses et glabres ; elles étaient
rampantes, et elles sont droites ; elles étaient armées
d'aspérités et d'épines, et elles sont inermes ; elles étaient
ligneuses et vivaces dans les pays où elles croissaient
indigènes, exotiques ; elles sont devenues herbacées et
annuelles. Le blé de nos champs est un produit de notre
culture ; et la plupart des légumineuses, des lactucées et
des crucifères de nos jardins sont dans le même cas. »

« Des modifications analogues ont lieu dans le règne
animal : les palmipèdes lamellirostres sont, à l'état sau-
vage, des oiseaux long-voiliers ; et les gallinacés d'Amérique volent comme des perdrix : élevées pendant quelques générations dans nos basses-cours, c'est à peine si
ces mêmes espèces peuvent se soutenir quelques instants
sur leurs ailes. Dans ces cas, il est vrai, la domesticité
n'a fait que modifier la puissance locomotrice des ailes,
sans modifier d'une manière notable leur forme : mais
lorsque le changement de milieu est plus complet, lorsque l'influence en est plus long-temps prolongée surtout, l'instrument locomoteur lui-même se transforme.
Ainsi l'influence éducatrice du milieu a créé dans l'espèce *Chien* les variétés les plus distinctes : ici le système
locomoteur a acquis un développement tout particulier :
là les sinus frontaux et l'appareil nerveux de l'olfaction
ont pris un accroissement considérable : plus loin les at-
taches musculaires, les muscles eux-mêmes, et jusqu'aux
facettes articulaires, portent les traces de modifications
profondes. Or, conclut Lamarck, si l'on se rappelle les
nombreuses conditions qui constituent un milieu — con-

ditions d'insolation, de climat, de nourriture, d'exposition, d'atmosphère, de température, etc., etc., — on comprendra que les milieux peuvent varier à l'infini, et engendrer ainsi un nombre indéfini de *variétés* qui, sous l'influence prolongée des mêmes conditions, deviendront des *espèces* (1). »

Que l'organisme subisse l'influence des milieux divers dans lesquels l'espèce se trouve placée, et que les modifications imprimées à l'organisme puissent se transmettre indéfiniment par voie de génération, les conditions du milieu demeurant les mêmes, c'est ce qu'aucun zoologiste n'a jamais songé à nier, puisque la division des espèces en races distinctes n'est fondée que sur la transmission héréditaire de modifications semblables. Ce que les zoologistes nient, avec juste raison, c'est que ces modifications puissent jamais devenir telles que les *races* ainsi créées soient rendues incommunicables entre elles, et, par conséquent, transformées en *espèces* distinctes. La discussion porte donc exclusivement sur la nature et les limites de l'influence ainsi exercée sur l'organisation des animaux : — les uns affirment, sans la plus légère trace de preuves, que cette influence peut être illimitée ; et les autres, au contraire, s'appuyent sur tout l'ensemble des faits connus pour affirmer que cette influence est essentiellement restreinte et bornée.

De tous les anatomistes qui ont voulu chercher la démonstration scientifique de la proposition qui nous occupe, M. Geoffroy Saint-Hilaire est celui qui a procédé à cette recherche avec le plus de logique et le plus de constance. Peut-être pourrait-on dire sans exagération, que tous les travaux scientifiques de cet illustre anatomiste n'ont pas d'autre but que celui d'obtenir la démonstra-

(1) Voyez la Zoologie philosophique. *Passim.*

tion de cette proposition fondamentale : — que l'organisme des animaux est soumis à un plan général, modifié dans quelques points seulement pour différencier les espèces, ces modifications ayant été déterminées par les conditions du milieu dans lequel l'animal a été appelé à se développer. — C'est dans ce but que M. Geoffroy Saint-Hilaire a énoncé et formulé le principe de l'*Unité typéale*, ou de l'unité de composition organique : — c'est dans ce but qu'il a créé sa théorie des analogues, celle des affinités électives des éléments organiques, celle des connexions et celle du balancement des organes : — c'est dans ce but qu'il s'est livré à l'étude des monstruosités ; car, pour l'intégrité de sa démonstration, il lui fallait nécessairement établir que les aberrations organiques les plus bizarres, les plus désordonnées, les plus monstrueuses, pouvaient toutes se déduire de son principe général : — c'est dans ce but enfin qu'il a formulé sa théorie physiologique générale, qui ramène sous la dépendance des seules lois de la nutrition tous les phénomènes de formation et de développement. Cette théorie physiologique est la base fondamentale de toute la doctrine anatomique de M. Geoffroy Saint-Hilaire ; et c'est là aussi précisément l'écueil où cette doctrine vient échouer. Dans le cas spécial qui nous occupe, en effet, il est évident que l'influence exercée par le milieu ambiant porte exclusivement sur les phénomènes de la nutrition ; et que, par conséquent, pour expliquer la transformation des espèces sous l'influence des milieux, il faut, de toute nécessité, ramener sous la dépendance des lois de la nutrition tous les phénomènes de formation.

Dans notre précédente leçon nous avons établi, que les phénomènes de la nutrition étaient tous sous la dépendance d'une force de l'ordre circulaire, tandis qu'au contraire tous les phénomènes de formation étaient sous la dépendance d'une force de l'ordre sériel. Nous n'avons point à revenir ici sur cette démonstration : qu'il nous suffise de vous faire remarquer, que cette démonstration ruine fondamentalement toute opinion tendant à établir que les milieux exercent sur l'organisme des animaux une influence illimitée, et qu'elle nous permet en même temps de fixer les limites précises entre lesquelles cette influence s'étend. Ainsi nous avons établi, que l'on ne pouvait agir sur les forces de formation que d'une manière indirecte, et en agissant directement sur les forces circulaires : nous avons établi encore, que cette action se bornait essentiellement à modifier la force sérielle en en accélérant ou en en retardant le mouvement. Or, telle est précisément la nature de l'influence exercée par les milieux différents sur l'organisme animal : ils modifient profondément les phénomènes de la nutrition en accélérant ou en retardant les phénomènes de formation. Quant aux limites dans lesquelles s'exerce cette influence, elles sont également faciles à déterminer : si les conditions du milieu sont telles, que les modifications imprimées aux phénomènes de nutrition ne permettent plus à la force de formation de conduire l'individu au terme définitif qui constitue son espèce — terme auquel il est apte à reproduire un individu semblable à lui-même — l'espèce ne se modifie pas, elle s'éteint : si, au contraire, les conditions du milieu sont telles, que les phénomènes de formation obtiennent leur entier développement, quoique plus ou moins modifiés, quant aux périodes, par les phénomènes de nutrition, alors l'espèce se modifie et constitue une race. Ainsi s'expliquent facilement et la délimitation des espèces animales à des circonscriptions géographiques particulières, et l'identité de *l'espèce* dans certaines conditions différentes de milieux, et la diversité des *races* dans les mêmes conditions, etc., etc.

Telle est la réfutation purement scientifique de la doctrine qui attribue aux milieux une influence transformatrice sur l'espèce. Au point de vue philosophique, cette doctrine se réfute d'une manière plus brève, et, à nos yeux, non moins probante. En effet : toute proposition qui tend à placer l'espèce sous la dépendance absolue du milieu suppose nécessairement, que tous les phénomènes de la vie sont sous la dépendance des lois de la nutrition : or la théorie générale de la nutrition ne suppose que des forces de l'ordre purement circulaire : les forces de l'ordre purement circulaire concluent ou à l'éternité ou à la non-existence du phénomène : l'éternité et la non-existence du phénomène concluent également à la non-existence de Dieu : donc, au point de vue philosophique, toute proposition, tendant à placer l'espèce sous la dépendance absolue du milieu, conclut à la non-existence de Dieu : donc toute proposition semblable, étant contraire à la loi morale, est fausse.

Telles sont les propositions fondamentales sur lesquelles repose, en zoologie, la doctrine du *Progrès continu* ; et ces propositions forment le complément indispensable des théories astronomiques et cosmogoniques que nous avons développées et réfutées dans notre précédente leçon. Quant au but même vers lequel tend cette doctrine, et en vue duquel elle a été créée, il doit maintenant être suffisamment manifeste pour tous ; car il nous semble que ce but vient, sans détours, au-devant de l'esprit et se nomme lui-même : ce but, c'est la négation de Dieu, et, par conséquent, la négation de tout devoir envers les hommes, de toute loi morale. Et, en effet, s'il était possible de démontrer : que les affinités électives de la chimie peuvent être rangées parmi les propriétés essentielles de la matière : — que ces propriétés essentielles, agissant sous l'influence de certaines conditions fatales, peuvent transformer la matière inorganique en matière organisée : — que cette matière organisée, modifiée diversement par des milieux divers, a produit toutes les formes organiques existantes : — que la matière, dispersée dans l'espace, obéissant à des forces qui sont les propriétés essentielles de toute matière, a formé notre système planétaire et notre globe terrestre : — que les révolutions de ce globe sont les conséquences nécessaires et fatales des conditions astronomiques et physiques de ce globe : — que ces révolutions fatales ont nécessairement déterminé des conditions atmosphériques, climatériques et géographiques différentes : — si, disons-nous, ces propositions différentes étaient scientifiquement démontrables, il est évident que les conclusions suivantes seraient logiquement incontestables : — Dieu n'a pas créé la matière inorganique, parce qu'elle est, par hypothèse, éternelle : — Dieu n'a pas créé notre système planétaire, puisque ce système est le résultat inévitable des propriétés essentielles de la matière : — Dieu n'a pas créé la matière organisée, puisque cette matière n'est que l'une des formes de la matière inorganique : — Dieu n'a pas créé les espèces animales qui ont successivement paru à la surface de notre terre, puisque ces espèces ont été produites par l'action de milieux différents sur la matière animale : — enfin Dieu n'a pas créé ces milieux différents, puisque ces milieux résultent de conditions astronomiques et physiques fatales : — donc Dieu, l'activité créatrice, n'a rien créé : donc Dieu n'existe pas.

Cette conclusion nous paraît inévitable : et nous avons la conviction profonde, que tout savant qui adopte dans son intégrité la doctrine du progrès continu, et qui, néanmoins, affirme Dieu, affirme l'existence d'un être auquel logiquement et scientifiquement il ne lui est pas possible de croire. Il se peut, et même cela est, il se peut que quelques-unes des considérations sur lesquelles cette doctrine se fonde, aient été adoptées par des hommes peu habitués à mesurer la portée philosophique des principes qu'ils acceptent, peu accoutumés surtout à apprécier la valeur scientifique d'une proposition par ses conséquences morales : ces hommes ont fait erreur et leur logique leur a fait défaut; car, si les propositions étaient scientifiquement vraies, les conséquences morales en seraient forcées; et la logique humaine, toujours inexorable, les déduirait inévitablement. Or, nous vous avons démontré, Messieurs, que toutes ces considérations générales de la philosophie matérialiste sont également insoutenables, soit qu'on se place, pour les examiner, sur le terrain purement scientifique, soit que, ce qui nous paraît préférable, on se serve pour les apprécier du *criterium* que nous proclamons universel.

Passons rapidement sur quelques nouveaux exemples.

Il vous sera dit dans le cours de vos études, et c'est la *doctrine phrénologique* qui se chargera de vous l'enseigner, que tous les actes des hommes sont les conséquences, ou les résultats nécessaires, des aptitudes organiques déposées en eux : que ces aptitudes elles-mêmes résultent de l'organisation même du cerveau; et que, par conséquent, la disposition organique de l'appareil cérébral prédétermine nécessairement tous les actes humains. A cette argumentation vous répondrez : que toute doctrine semblable conclut à la non-existence de l'âme, puisque, tous les actes humains étant déterminés par la seule organisation de l'appareil cérébral, l'âme existe comme si elle n'existait pas. Or, toute doctrine qui conclut à la négation de l'une des existences que la morale suppose et démontre, étant par cela seul démontrée fausse, vous serez par cela seul dispensés de toute autre vérification. D'ailleurs cette doctrine ne nie-t-elle pas le premier fondement de toute morale? — la libre responsabilité des hommes.

Il vous sera dit encore peut-être, et c'est la *doctrine des races* qui enseigne ces choses, qu'il existe entre les

hommes des différences organiques radicales, inaliénables, ineffaçables, qui se transmettent héréditairement
par voie de génération, et qui constituent des aptitudes
organiques, intellectuelles et morales, différentes : de
telle sorte qu'il n'existe pas une espèce humaine unique,
mais bien plusieurs espèces humaines distinctes. A cette
doctrine vous répondrez : que, s'il existait entre les
hommes des différences essentielles et ineffaçables, tous
les hommes ne seraient pas également libres, également
responsables, vis-à-vis une seule et même loi morale ; et
que, par conséquent, cette loi morale, qui enseigne que
tous les hommes, sans acception de leurs diversités organiques, sont également obligés vis-à-vis d'elle, serait
fausse. Et la doctrine des races sera jugée. D'ailleurs ne
nie-t-elle pas ce premier axiome de la morale chrétienne? — tous les hommes sont frères.

Il nous serait facile de multiplier encore les exemples,
et de vous démontrer ainsi qu'il n'existe pas une seule
proposition, si exclusivement scientifique qu'elle puisse
paraître, qui ne puisse être conduite à une conclusion
morale : mais cette leçon a déjà dépassé les limites qui
lui étaient assignées. Permettez-nous, Messieurs, de la
terminer par un dernier argument général qui démontre,
au-delà de toute négation, l'universalité absolue, au
point de vue humain, du *critcrium* moral.

Il n'existe dans la science que deux doctrines possibles :
— ou bien il faut admettre, que tous les êtres créés ont
été créés par l'acte immédiat et direct de Dieu; et que la
révélation directe du verbe de Dieu, qui a enseigné aux
hommes la loi générale de tous leurs rapports, est la
source première et unique de toutes les sciences humaines : et c'est là la doctrine spiritualiste : — ou bien il
faut admettre, que tout ce qui existe existe essentiellement et par lui-même ; et alors il faut tourner sans cesse
dans un cercle vicieux perpétuel, et être sans cesse ap-

pelé à choisir entre les deux termes d'un dilemme inexorable — une contradiction scientifique ou une absurdité métaphysique : et c'est là la doctrine matérialiste. Entre ces deux doctrines, il n'existe pas de moyen terme possible : une science fausse et une logique pitoyable peuvent seules en créer un. Ainsi toute proposition scientifique, quelle qu'elle soit, pourvu toutefois qu'elle ne soit pas un non-sens formel, devra nécessairement appartenir, comme conséquence, à l'une ou à l'autre de ces deux doctrines générales. Or, entre ces deux doctrines la loi morale est un *criterium* absolu et irrécusable, puisque la doctrine spiritualiste et la loi morale affirment toutes deux les mêmes existences et les mêmes conditions : — à savoir, Dieu, l'âme humaine, et la révélation directe de Dieu : tandis que la doctrine matérialiste nie fondamentalement et cette condition et ces existences. Mais, si la loi morale juge souverainement les doctrines elles-mêmes, elle juge *à fortiori* toutes leurs conséquences légitimes, et, par conséquent, toute proposition scientifique quelconque.

Cet argument nous ramène directement au procédé général que nous vous avons indiqué pour transformer la loi morale en un *criterium* scientifique.

1° Une doctrine ou une proposition scientifique étant donnée, déterminez par des procédés logiques rigoureux quelles en sont les conséquences pratiques : la doctrine sera vraie ou fausse, suivant que ces conséquences seront conformes ou contraires aux enseignements de la loi morale : —

2° Une doctrine ou une proposition scientifique étant donnée, déterminez par des procédés logiques rigoureux quelles sont les existences ou les conditions que cette doctrine affirme ou nie : la doctrine sera vraie ou fausse, suivant qu'elle affirmera ou qu'elle niera les existences et les conditions que la loi morale suppose et démontre.

QUATRIÈME LEÇON.

De la Méthode.

SOMMAIRE. — Il y a diversité et successivité dans les phénomènes. — Entre ces phénomènes divers et successifs il existe un rapport général constant. — L'idée d'une constante existant entre les phénomènes est une conception toute spirituelle qui dérive directement de la loi morale. — La croyance à l'existence de cette constante dirige tous les grands inventeurs dans leurs recherches. — Ces recherches ont toujours pour but de découvrir des rapports de plus en plus généraux. — Vérification de cette assertion dans les sciences astronomiques. — Astronomie des Grecs. — Série des recherches entreprises pour découvrir une constante invariable. — Travaux de Képler, de Daniel Bernouilli, d'Euler, du chevalier d'Arcy, de M. Poinsot. — De la *méthode* dont l'homme se sert pour procéder à la découverte d'une constante. — Il existe deux méthodes distinctes, une *mé-thode d'invention* et une *méthode de vérification*. — La méthode de vérification consiste dans l'emploi alternatif de deux modes, le mode synthétique et le mode analytique. — Du mode synthétique. — Du mode analytique. — De la méthode d'invention. — Création de l'hypothèse. — Conditions auxquelles toute hypothèse doit satisfaire. — Du point de vue auquel il se faut placer pour créer une hypothèse nouvelle. — Exemple. — Epreuves auxquelles toute hypothèse doit être soumise avant d'être livrée à la vérification directe. — Vérification de l'hypothèse par voie de synthèse et par voie d'analyse. — Le mode synthétique se compose de deux ordres d'opérations distinctes. — Détermination, et démonstration par des procédés logiques, des propositions secondaires que l'hypothèse renferme. — Vérification au contact des phénomènes de ces différentes propositions par l'*Observation directe*, par l'*Expérimentation*, par la *Statistique*, par le *Calcul des Probabilités*, etc., etc. — Confusion qui existe dans la langue quant à la valeur des mots *synthèse* et *analyse*. — Du mode analytique. — Propositions générales sur la *Méthode scientifique*.

Messieurs ;

Nous avons établi, dans nos précédentes leçons, que toute investigation scientifique avait pour but de déterminer l'ordre de succession des phénomènes, et de découvrir les lois de dépendance mutuelle qui les unissent, de telle sorte que, un phénomène étant donné, l'on pût prévoir quels phénomènes devaient succéder ou avaient précédé.

Toute investigation scientifique suppose donc nécessairement l'existence de deux conditions indispensables : —

Il faut, premièrement, qu'il y ait diversité et successivité dans les phénomènes eux-mêmes : —

Et, en second lieu, il faut qu'il y ait entre ces phénomènes divers et successifs un rapport général, constant,
et humainement déterminable.

Si les phénomènes, en effet, n'étaient pas variés et
successifs, il est manifeste qu'il n'y aurait pas plusieurs
phénomènes, mais bien un ordre phénoménal unique,
identiquement le même, et d'une durée indéfinie : il n'y
aurait pas, par conséquent, lieu à établir une prévision
scientifique quelconque, puisque le phénomène existant
serait à tout jamais un et identique. Ainsi, en astronomie, la prévision scientifique ne s'étend pas encore aux
étoiles fixes, parce que ces astres, dont les rapports de
position sont invariables pour nos moyens actuels d'investigation, ne constituent pour nous qu'un seul et même
phénomène; tandis que l'astronomie sidérale commence
à naître pour ces systèmes d'étoiles, entre lesquelles la
précision des investigations modernes a déterminé quelques rapports de position sensiblement variables.

Et, d'un autre côté, si les phénomènes ne se succé-
daient pas suivant un ordre constant et humainement
déterminable : — si, entre tous ces phénomènes variables
et isolés, il n'existait pas un rapport quelconque invariable et général : — si, parmi ces apparences qui
changent sans cesse, il n'était pas humainement possible
de découvrir quelque chose d'uniforme et de constant : —
il est évident encore qu'il ne pourrait y avoir de prévision
scientifique possible; puisque, pour affirmer la *futurité*
(si l'on peut ainsi dire) d'un phénomène, l'homme se fonde
essentiellement sur la connaissance qu'il possède du
rapport général qui lie entre eux les phénomènes accomplis, et sur la conviction intime qu'il a, que le rapport
général qui a demeuré constant depuis l'origine des temps
doit encore persister identique jusqu'à leur entière con-
sommation. S'il n'en était ainsi, lequel d'entre nous
oserait affirmer que le soleil se lèvera demain?

Ainsi, toute recherche en vue d'une prévision scientifique à établir suppose l'admission simultanée de ces deux conditions : une variation quelconque dans les manifestations phénoménales : une invariabilité quelconque dans le rapport qui existe entre ces manifestations.

Remarquons bien, Messieurs, que si l'existence de la variété et de la multiplicité dans les phénomènes est un fait qui tombe, en quelque sorte de prime-abord, sous nos sens, il n'en est pas de même de la constante qui les gouverne ou les unit. L'idée d'une loi qui régit le monde, c'est-à-dire d'une constante existant entre les phénomènes, est une conception toute spirituelle — une conception *à priori* qui nous vient des croyances mêmes qui nous font hommes. En effet, messieurs, lorsque nous savons que nous avons un but, que nous devons obéir à une loi morale invariable, que nous marchons à une fin déterminée, nous sommes certains, *à fortiori*, que le milieu où nous devons agir sera toujours tel que nous puissions y mettre en pratique les préceptes qui nous sont enseignés, non seulement nous, mais tous ceux qui nous suivront. Nous croyons en même temps en Dieu et à la loi morale qui nous est imposée en son nom ; par suite, nous croyons à une loi qui régit, non seulement le monde des hommes, mais le monde de tous les êtres, vivants ou brutes. En un mot, nous croyons à une constante générale, universelle ; et, par suite, nous croyons aussi à des constantes spéciales qui dérivent de celle-là.

C'est la conviction de cette constante incessamment présente à l'esprit des savants, qui les porte à chercher, au milieu de la variété des successions phénoménales, un lien, une loi qui en explique le système et le retour régulier aussi bien que les anomalies. Sans cette constante idéale et *à priori*, l'homme verrait chaque fait, comme la bête les voit ou plutôt les sent, comme une excitation ou une surprise isolée, passagère, sans motif et sans but, satisfaisante ou repoussante pour ses instincts, et rien de plus. Que l'on ne nous objecte pas, qu'à force de voir les phénomènes se succéder, l'homme apercevrait que les successions sont régulières : nous avons déjà répondu à cette objection en faisant remarquer que, pour voir et observer, il faut un motif. Or l'homme, livré à son seul instinct, ne pourrait percevoir que les relations des phénomènes avec cet instinct et non les relations des phénomènes entre eux, c'est-à-dire quelque chose de complètement étranger à l'instinct. Ajoutons que l'histoire des sciences prouve, que les relations les plus communes entre les phénomènes ne sont jamais devinées ou cherchées avant qu'une doctrine, ou une croyance, n'ait conduit les savants à supposer qu'une constante les unit. Ainsi, Messieurs, long-temps la thérapeutique et la physiologie ont été considérées comme des groupes de phénomènes isolés l'un de l'autre : vous en trouverez la preuve dans les traditions de la médecine grecque antérieure à Hippocrate : vous en trouverez la preuve dans les écrits de beaucoup de médecins modernes, relatifs, il est vrai, seulement à des cas particuliers. Il n'y a pas bien long-temps encore, que l'on considérait l'électricité, le magnétisme, la lumière, la chaleur comme des phénomènes isolés, et que l'on était loin de penser qu'une même loi pût les régir, etc., etc. Passons rapidement sur les exemples : il vous sera facile de vous en fournir à vous-mêmes un grand nombre.

C'est donc, nous le répétons, la conviction *à priori* d'une constante nécessairement existant dans les rapports entre phénomènes, qui engendre toutes les hypothèses qui ont pour but cet ordre de recherches dans les sciences. Ainsi que nous l'avons dit dans une leçon précédente, la science se compose d'abord d'une multitude de petites spécialités séparées par de grandes lacunes ; et c'est à rechercher de petites constantes spéciales que les premiers investigateurs s'appliquent. Mais, à mesure que la science se développe, on ne tarde pas à s'apercevoir que ces constantes spéciales n'ont qu'une exactitude approximative : on remarque un grand nombre d'anomalies qu'elles ne peuvent aucunement expliquer. Il n'est point difficile de se rendre compte de ce fait. Imaginons, par hypothèse, une spécialité composée de cent phénomènes : il y aura certainement une certaine constante dans les rapports de ces cent faits. Mais cette constante ne sera pas invariable ; car ce groupe particulier de phénomènes a nécessairement des contacts avec des groupes voisins ; et il en résultera, quant à lui, des modifications ou des anomalies. Supposez maintenant que vous possédiez une théorie qui vous représentât le plus exactement possible la constante des rapports des cent premiers phénomènes dont il s'agit. Il vous arrivera, toutes les fois que vous remarquerez un changement dans ces rapports, d'être forcé de reconnaître que votre théorie est incomplète, et qu'elle ne représente nullement le caractère fixe, immuable, de la constante idéale que vous poursuivez. Savez-vous, Messieurs, ce que font dans ce cas les hommes médiocres ? Ou bien ils nient qu'il y ait une constante quelconque ; ou bien ils s'obstinent à soutenir la théorie qu'ils possèdent, et refusent de voir les contradictions. Vous trouverez beaucoup de ces gens-là aujourd'hui. Savez-vous ce que font les hommes forts ? Ils se disent qu'ils ne se sont pas placés à une généralité suffisamment élevée.

Il est curieux de suivre, dans l'histoire des sciences, cette marche incessante de l'esprit humain vers la connaissance ou l'acquisition de rapports de plus en plus généraux, et, par conséquent aussi, de plus en plus constants. Il est curieux surtout de remarquer quelle est la foi absolue de tous les grands inventeurs dans l'existence de ces rapports, alors même que la multiplicité presque infinie et l'extrême diversité des phénomènes semblaient devoir en dérober à tout jamais la connaissance aux investigations humaines, si même elles n'en niaient pas l'existence. L'homme n'étudie les phénomènes, c'est-à-dire ce qui change sans cesse, que pour découvrir entre eux un rapport général, c'est-à-dire ce qui reste sans cesse invariable et constant.

Afin de rendre ce qu'il nous reste à dire plus facilement saisissable, qu'il nous soit permis, Messieurs, de vous montrer dans une science spéciale cette marche continuelle de l'esprit humain vers la découverte de faits de plus en plus généraux : nous vous exposerons ensuite les *procédés*, ou les *instruments*, dont l'esprit humain se sert pour la découverte de ces faits : en d'autres termes, nous nous occuperons du sujet même de cette leçon, *de la Méthode scientifique.*

Dans la diversité des apparences que présentent les mouvements des corps planétaires, les premiers astronomes avaient pensé saisir un rapport uniforme et constant : c'étaient la longueur du rayon mené du centre de la planète au centre de l'orbite, et la vitesse angulaire de la planète dans cette orbite. Toute la diversité du phénomène astronomique était donc pour eux réductible à cette généralité constante : une vitesse uniforme dans une orbite circulaire. Et malgré les anomalies, malgré les inégalités que l'observation oculaire avait rendues sensibles, cette première constante forma la base des prévisions astronomiques jusqu'à l'époque de Képler; et tous les efforts de la science tendirent uniquement à rectifier la théorie par l'observation, en déterminant avec une plus grande exactitude le centre des mouvements, et en en mesurant avec plus de précision la vitesse.

Mais, ainsi que l'exprime Képler lui-même : — « La bonté divine avait donné à la science un observateur tellement minutieux (Tycho-Brahé), qu'une erreur de

huit minutes seulement devenait impossible : il restait
donc humblement à remercier Dieu, et à tirer parti de
cet immense bienfait; car ces huit minutes, qu'il n'est plus
possible de négliger, peuvent servir à réformer l'astronomie tout entière. » — Et, en effet, la grande exactitude que Tycho-Brahé avait introduite dans ses observations astronomiques, et dans les tables qu'il en
dressa, permit à Képler de refaire la science en démontrant au-delà de toute négation, pour la planète de Mars,
que les deux quantités; jusqu'alors regardées comme
seules constantes, étaient elles-mêmes essentiellement
variables. Mais dès lors aussi Képler, ne trouvant plus
ni dans le rayon, ni dans l'angle, la constante qui jusqu'alors y avait été reconnue, dut nécessairement procéder à la découverte d'une nouvelle quantité qui pût
servir à établir un rapport constant entre les positions
variables des planètes : — et cette quantité il la trouva
dans l'aire décrite par le rayon vecteur de chaque planète ; car il démontra que cette aire était constamment
proportionnelle au temps écoulé. Ainsi, pour Képler,
toute la diversité du phénomène planétaire était réductible à cette généralité constante : des aires égales décrites
dans des temps égaux.

Mais cette nouvelle constante, établie et vérifiée par
Képler, ne devait pas suffire long-temps à l'exigence toujours croissante des observations astronomiques : de
minimes perturbations ne tardèrent pas à être remarquées. Alors Newton, reprenant la loi de Képler, démontra que la proportionnalité des aires aux temps était
la conséquence nécessaire du mouvement rectiligne elliptique, lorsque ce mouvement était la résultante d'une
force de projection initiale modifiée par une attraction
constante vers un centre fixe. Puis, s'étant élevé à la
découverte de sa grande loi de la gravitation universelle,
il démontra que les perturbations minimes qui infirmaient

la loi de Képler étaient les conséquences nécessaires de l'attraction mutuelle des corps planétaires ; et que, par conséquent, la constante découverte par lui ne pouvait être absolument vraie que pour un corps projeté seul dans l'espace absolu, et constamment attiré vers un centre fixe.

Alors trois mathématiciens également remarquables, Daniel Bernouilli, le chevalier d'Arcy et Euler, se mirent presque en même temps à rechercher, par des procédés différents, une nouvelle constante. Ils démontrèrent que, dans un système composé de plusieurs corps mobiles, animés de vitesses quelconques, dirigés vers un même point fixe, et soumis à des attractions réciproques, l'aire décrite par chaque corps en particulier n'était pas, ainsi que le voulait la loi de Képler, une quantité constante, mais bien au contraire une quantité qui variait à chaque instant de grandeur et de position par l'action perturbatrice des autres corps ; mais ils démontrèrent en même temps que, lorsque, dans un système semblable, on projetait chacune de ces aires sur un même plan fixe, en multipliant chacune d'elles par la masse du corps qui l'avait décrite, la somme totale de toutes ces projections ainsi multipliées devenait une quantité constante et complètement immuable pendant toute la durée de l'ordre phénoménal établi. Ainsi, dans la diversité des phénomènes planétaires, Daniel Bernouilli, Euler et d'Arcy découvraient encore une nouvelle constante :—La somme des aires décrites, projetées sur un même plan, et multipliées chacune par la masse de la planète par laquelle elle est décrite.

Telle est la seule quantité constante à laquelle la science astronomique puisse aujourd'hui s'élever ; et cette quantité serait en effet invariable et absolue si notre système planétaire était lui-même isolé, libre et absolu dans l'espace. Mais si, comme cela est probable, comme cela est certain même, les autres systèmes répandus dans l'espace à des distances incalculables pour nous, exercent sur notre soleil et sur les planètes qui l'accompagnent une influence quelconque ; il devra nécessairement résulter de cette influence inégale sur différents points du système un élément perturbateur qui fera varier, par des perturbations séculaires, cette constante elle-même. Alors, comme l'observe si bien M. Poinsot (1), pour arriver à une constante absolue, il faudrait découvrir quelque nouveau rapport plus général et, par conséquent, plus invariable : il faudrait remonter à tout l'ensemble des corps de cet univers, de telle sorte qu'il ne restât plus rien d'extérieur à considérer : et si, par impossible, il était donné à l'homme de s'élever à ce degré de généralisation, il n'apercevrait encore que des mouvements qui se détruisent et des quantités qui s'anéantissent : la résultante générale de ces mouvements et de ces quantités serait égale à zéro ; et cette résultante elle-même ne serait constante que dans l'hypothèse d'une somme de matière et d'une somme de forces également immuables, inaltérables, éternelles.

Les phénomènes astronomiques, qu'on les envisage sous le point de vue dynamique ou sous le point de vue géométrique, sont toujours réductibles à des phénomènes de quantité ; car, de ce point imperceptible que nous occupons dans l'espace, nous ne pouvons mesurer que des lignes, des angles, et des temps, et au moyen de ces quantités calculer d'autres quantités encore, des vitesses et des masses. C'est précisément pour cela que l'astronomie est une science éminemment mathématique. Or le problème posé à l'esprit humain dans la série que nous venons d'exposer a toujours été de déterminer, entre ces quantités observées qui variaient à l'infini, un rap-

____

(1) *Mémoire sur l'équateur du système solaire.*

port quelconque invariable. Ce rapport était nécessairement une quantité.

Ces choses posées, il vous sera facile de saisir le rapport général qui lie entre elles les différentes solutions qui ont été successivement apportées au problème astronomique. La solution ancienne, qui supposait un mouvement uniforme dans une orbite circulaire, tenait compte de deux ordres de phénomènes : l'orbite circulaire coordonnait les différents points successivement occupés par le corps céleste, et établissait entre eux un rapport général et constant : le rayon vecteur : — le mouvement uniforme coordonnait les différentes périodes des révolutions planétaires ou sidérales, et établissait entre elles un rapport également constant et général : la vitesse angulaire. Mais ces deux classes de phénomènes étaient regardées comme complètement distinctes l'une de l'autre ; et les positions et les vitesses n'étaient aucunement liées entre elles. — La solution nouvelle apportée par Képler, en supposant les aires parcourues par le rayon vecteur de chaque planète proportionnelles aux temps, établissait au contraire un rapport général entre ces deux classes distinctes de phénomènes : les mouvements devenaient rigoureusement dépendants du rayon vecteur : les vitesses devenaient intimement liées aux positions successivement occupées par la planète : en un mot, un même rapport général était établi entre toutes les positions et toutes les vitesses successives du même corps planétaire. Cette solution était donc identiquement la même que la solution précédente, et dans le principe et dans le but : elle en différait seulement dans sa plus grande généralité qui liait dans un rapport unique deux classes de phénomènes que la solution précédente laissait complètement indépendantes. Mais ce rapport lui-même n'existait que vis-à-vis les différents phénomènes que présentait chaque planète en particulier. La solution de Képler envisageait chaque planète comme isolée dans l'espace, et nullement comme fonction intégrante d'un système planétaire : les phénomènes d'une même planète étaient intimement liés entre eux; mais les différentes planètes demeuraient complètement étrangères l'une à l'autre. — Le principe de dynamique générale, établi en même temps par Euler, Daniel Bernouilli et le chevalier d'Arcy, vint précisément établir un rapport de mutuelle dépendance entre les corps planétaires eux-mêmes. Ce qui n'était pour Képler qu'une somme de phénomènes généraux, distincts quoique harmoniques, devint un *Système*, ou un ensemble de fonctions mutuellement dépendantes. Chaque phénomène se présenta alors comme étant dans la dépendance immédiate de tous les phénomènes coexistant avec lui; et un rapport unique fut établi entre tous les éléments de notre système planétaire.—Enfin l'extension donnée par M. Poinsot à ce même principe lie notre système lui-même à ces innombrables soleils répandus dans l'espace; et peut-être nous sera-t-il permis un jour de constater par ce moyen la nature de l'influence ainsi exercée sur nous, et même d'en mesurer l'étendue.

Vous voyez maintenant, Messieurs, l'ordre suivant lequel ces solutions se succèdent, ainsi que le rapport général qui existe entre elles : — elles diffèrent entre elles comme les termes d'une série constamment croissante; chaque terme venant établir un rapport entre la classe de phénomènes coordonnés par le terme précédent, et une nouvelle classe de phénomènes auparavant regardée comme distincte. C'est que telle est, en effet, la marche générale du progrès dans les sciences : — des solutions toujours identiques dans leurs principes, toujours différentes dans leurs formes, et venant toujours répondre d'une manière de plus en plus complète, de plus en plus générale, à un problème identiquement et éternellement le même.

Nous nous sommes servis de cet exemple, Messieurs, pour vous montrer comment, dans une science spéciale, l'esprit humain était successivement conduit à rechercher des rapports de plus en plus généraux entre les phénomènes soumis à son investigation. Il nous reste maintenant à vous exposer *la Méthode*, c'est-à-dire l'instrument, au moyen duquel l'homme procède à découvrir et à démontrer ces mêmes rapports.

C'est la *Méthode scientifique proprement dite* qui seule doit nous occuper ici; et, par conséquent, nous écartons toutes ces considérations sur l'utilité et sur la valeur des méthodes en général, considérations qui sont communes à tous les traités de philosophie, qui ont été développées avec une grande clarté par Pascal et par l'école de Port-Royal, et avec lesquelles vos études précédentes ont dû vous rendre suffisamment familiers.

Cela posé, nous disons, que l'esprit humain procède à la coordination des phénomènes soumis à son investigation, et à la découverte des rapports généraux existant entre ces phénomènes, par l'emploi de deux méthodes différentes que nous allons successivement exposer devant vous, et que nous nommerons, l'une *la Méthode d'invention*, et l'autre *la Méthode de vérification, scientifiques.* Seulement, afin de rendre plus facilement saisissable ce que nous avons à dire sur ce sujet difficile, nous renverserons l'ordre dans lequel ces méthodes se succèdent, et nous nous occuperons d'abord de la *Méthode de vérification.*

La *Méthode de vérification* consiste dans l'emploi alternatif de deux modes radicalement distincts, et également indispensables à la complète rigueur de cette méthode. Ces deux modes sont : le mode synthétique et le mode analytique.

Le mode synthétique consiste, à déduire par voie syllogistique, d'une formule générale hypothétiquement affirmée toutes les propositions secondaires que cette formule renferme, et à porter ces propositions au contact des phénomènes, afin de déterminer, soit par l'observation, soit par l'expérience, si ces propositions expriment réellement les rapports existant entre ces phénomènes.

Le mode analytique consiste, à induire des rapports spéciaux existant entre les phénomènes des rapports d'un ordre supérieur, et à s'élever ainsi, par des inductions et des généralisations successives, jusqu'au rapport général qui embrasse tous les phénomènes étudiés.

Lorsque l'esprit humain procède synthétiquement, la formule générale dont il fait usage est équivalente à celle-ci : — Tel étant le rapport général qui existe entre les phénomènes, les rapports spéciaux existant entre ces mêmes phénomènes doivent être tels. — Lorsque l'esprit humain procède par voie d'analyse, c'est cette formule inverse qu'il emploie : — Les rapports spéciaux existant entre les phénomènes étant tels, tel en doit être le rapport général.— Ainsi, dans le mode synthétique, l'esprit procède d'une conception générale et hypothétique sur un ordre particulier de phénomènes, et descend par voie de déductions successives jusqu'aux phénomènes les plus minimes de cet ordre : dans le mode analytique, au contraire, l'esprit procède du phénomène particulier lui-même, et s'élève, par des inductions successives, jusqu'au rapport général qui domine tout l'ensemble de cet ordre de phénomènes. Ces deux opérations distinctes, l'une qui descend et l'autre qui remonte, se servent réciproquement de preuves, et se vérifient l'une par l'autre. Si la formule, qui exprime le rapport général existant entre les phénomènes, est exacte, les deux mouvements s'accorderont, et, se rencontrant sur les mêmes degrés et dans les mêmes propositions, s'affirmeront l'un l'autre : si, au contraire, cette formule est inexacte, les deux mouvements se contrediront, ou passeront l'un à côté de l'autre en se niant réciproquement.

L'emploi alternatif de ces deux modes constitue, suivant nous, la grande méthode de vérification dans les sciences. Nous aurons à examiner plus tard diverses autres méthodes qui ont été préconisées à différentes époques; et il nous sera facile de vous démontrer, que toutes ces méthodes ne sont que des modifications fort incomplètes du procédé général que nous venons de vous exposer.

Cette méthode, exclusivement destinée à vérifier des hypothèses déjà émises et formulées, suppose nécessairement l'existence d'une méthode différente et exclusivement destinée à la création des hypothèses elles-mêmes : c'est cette deuxième méthode que nous nommons la *Méthode d'invention*.

Une hypothèse n'est pas autre chose que l'affirmation d'un désir ou d'une conviction sur un terrain scientifique quelconque, à l'occasion d'un certain ordre de faits. En vertu de sa croyance, l'homme affirme que tel rapport doit exister dans tel ordre de phénomènes. On comprend facilement, d'après cette définition, comment il y a des hypothèses vraies et des hypothèses fausses; car, s'il y a des croyances et des désirs justes et vrais, il y a des croyances et des désirs qui ne sont ni l'un ni l'autre. On comprend non moins facilement comment le criterium moral juge toute hypothèse, indépendamment même de toute vérification directe.

La création de l'hypothèse est l'acte le plus élevé de l'esprit de l'homme. Cette création suppose, en effet, que dans un même instant, dans ce moment presque inappréciable que dure une seule pensée, l'esprit humain a eu présent devant lui cette multitude innombrable de signes entre lesquels il lui fallait trouver un rapport, et qu'il a affirmé sa croyance à l'égard de ce rapport. Si vous doutez qu'il en soit ainsi, Messieurs, interrogez tous ceux qui, dans le domaine scientifique, ont découvert quelque rapport nouveau si peu important, si minime qu'il soit; et ils vous diront que, dans un instant dont ils n'ont pu mesurer la durée, une idée nouvelle a jailli, en quelque sorte, dans leur esprit, et les a frappés comme d'un éclair de vérité.

L'hypothèse est donc un rapport que l'esprit établit entre un nombre plus ou moins considérable de phéno-mènes : — rapport qui, pour être transmissible, doit être représenté par un signe, et qui, pour être vérifiable, doit être traduit dans une formule. Mais, dès lors qu'elle est traduite en formule, l'hypothèse entre directement dans le domaine de la méthode de vérification; et cette mé-thode est appelée à la juger d'une manière définitive en employant alternativement les deux modes distincts qui la composent, c'est-à-dire, en descendant synthétiquement de la formule aux phénomènes, et en s'élevant analytique-ment des phénomènes à la formule.

Il est manifeste, d'après le caractère même que nous venons d'assigner à l'hypothèse, que la *Méthode d'in-vention* dont il est ici question ne saurait être un procédé destiné à produire logiquement, et d'une manière en quelque sorte fatale, des hypothèses scientifiques nou-velles : évidemment cette méthode ne doit être envisagée que comme un moyen propre à placer l'esprit humain dans les conditions les plus favorables pour la production d'hypothèses dont la valeur scientifique soit incontes-table. Or, il est quatre conditions principales auxquelles toute hypothèse doit pleinement satisfaire pour être véritablement utile et féconde : — elle doit établir un rapport unique entre tous les phénomènes qui ont été observés au moyen des hypothèses précédentes : — elle doit enrichir la science de faits nouveaux en dirigeant l'attention vers de nouvelles observations : — elle doit tenir compte de tous les rapports déjà constatés comme existant entre les phénomènes : — elle doit combler toutes les lacunes que ces différents rapports ont servi à mettre en évidence.

Or, toutes les fois que, dans une direction scientifique quelconque, vous voudrez créer une hypothèse nouvelle qui satisfasse pleinement aux conditions fondamentales que nous venons d'énoncer, c'est sur le terrain de l'histoire que vous devrez avant tout vous placer. Circonscrivez nettement, et en vous plaçant à un point de vue encyclopédique suffisamment élevé, tous les phénomènes entre lesquels vous désirez découvrir un rapport nouveau : puis examinez attentivement, et en suivant l'ordre de la succession chronologique, toutes les hypothèses au moyen desquelles l'esprit humain a déjà tenté d'établir le rapport que vous avez en vue de découvrir. L'étude de ces hypothèses devra vous donner, en trois grandes catégories distinctes et méthodiques, et tous les faits qu'elles ont servi à faire découvrir, et tous les rapports qu'elles ont établis entre ces faits, et toutes les lacunes qu'elles ont mises en évidence. Alors, lorsque toutes ces données du problème que vous voulez résoudre seront à la fois présentes à votre esprit, placez-vous au point de vue religieux le plus élevé auquel vous puissiez atteindre, et créez le rapport que vous désirez.

Étudiez l'histoire des sciences, Messieurs, et vous verrez que c'est ainsi qu'en ont agi tous les grands inventeurs. Ainsi, pour reprendre encore l'exemple sur lequel déjà nous avons si longuement insisté, la théorie astronomique du mouvement uniforme dans des orbites circulaires avait engendré, depuis l'époque de Ptolomée jusqu'à l'époque de Tycho-Brahé, un nombre très considérable d'observations que Képler avait recueillies dans ses grandes Tables Rudolphines : cette théorie avait encore établi entre les phénomènes astronomiques un

rapport général, — rapport qui était devenu incomplet
par suite de la vérification complète de la théorie elle-
même, puisque cette vérification avait rendu sensibles
une multitude de phénomènes dont la théorie ne pouvait aucunement tenir compte : enfin cette même théorie
avait indiqué l'existence d'une grande lacune dans la
science, puisqu'elle n'établissait aucun rapport entre les
deux éléments principaux de la même planète — la longueur du rayon vecteur et la vitesse angulaire. Ce fut
précisément sur le terrain, ainsi nettement circonscrit,
que se plaça Képler ; et la solution nouvelle apportée
par lui vint répondre rigoureusement à toutes les exigences créées par la solution de Ptolomée : elle coordonnait tous les phénomènes qui avaient été découverts
à l'aide de la solution précédente : elle expliquait toutes
les anomalies qui, dans la solution précédente, étaient
inexplicables : enfin elle comblait la lacune que cette solution avait mise en évidence, et liait l'un à l'autre, dans
un rapport de dépendance mutuelle, le rayon vecteur
et la vitesse angulaire de chaque planète. Mais, de même
que la théorie de Ptolomée, la théorie de Képler devait,
elle aussi, engendrer des observations dont elle ne pourrait tenir compte, et mettre en saillie des lacunes qu'elle
ne pourrait combler ; car, tandis que la vérification de
la théorie elliptique des planètes démontrait que les orbites planétaires n'étaient pas même des courbes planes,
la dépendance établie entre les rayons et les vitesses des
planètes rendait manifeste une nouvelle lacune, — l'indépendance réciproque des planètes entre elles. Ce fut sur
ce terrain nouveau que se plaça Newton : sa formule vint
répondre aux exigences créées par les lois de Képler,
précisément comme celles-ci étaient venues répondre aux
exigences engendrées par la théorie de Ptolomée.

Enfin, si vous doutez qu'un esprit véritablement et
profondément religieux ait conduit à leurs découvertes

Képler, Newton et tous les grands inventeurs, lisez leurs
œuvres, Messieurs; et, en face d'une démonstration
aussi palpable, il n'y aura plus pour vous de doutes possibles. L'évidence est là, et tellement claire que toute
négation est impossible.

L'hypothèse, une fois créée et traduite en formule,
appartient dès lors à la méthode de vérification. Mais
avant de la livrer à cette investigation qui doit la juger
en dernier ressort, il est un certain nombre d'épreuves
auxquelles elle peut être soumise, et qui serviront à déterminer à l'avance si l'hypothèse a en elle une valeur
suffisante pour commander un long et laborieux travail
de vérification. Ces conditions générales, auxquelles
toute hypothèse doit satisfaire, et sur lesquelles nous
allons insister avec quelque détail, peuvent toutes être
déduites de la définition même de l'hypothèse.

Toute hypothèse est un signe représentant un rapport
que notre esprit établit ou perçoit comme existant entre
un nombre déterminé de phénomènes.

De cette définition, il suit : que toute hypothèse n'a
qu'une valeur essentiellement relative, et parce que cette
hypothèse n'exprime qu'un rapport, et parce que le
rapport exprimé n'existe lui-même qu'au point de vue
de notre esprit, et nullement au point de vue du fait lui-
même. Cette proposition générale va nous fournir de
nombreux corollaires que nous allons successivement
développer.

1° Puisqu'une hypothèse n'a de valeur que comme ex-
primant un rapport, il suit : que les hypothèses sont entre
elles comme les rapports qu'elles expriment. Donc une
hypothèse est d'autant plus exacte que les phénomènes
qu'elle coordonne sont plus nombreux, que le rapport
qu'elle établit est plus général, que la prévision qu'elle
permet est plus étendue.

2° Puisque les hypothèses sont entre elles comme les

rapports qu'elles expriment, il suit : que toute hypothèse qui nie un rapport plus général qu'elle-même est nécessairement fausse. Or, la loi morale étant la loi la plus générale de toutes, puisqu'elle exprime le rapport des hommes avec Dieu, des hommes avec le monde et des hommes entre eux, il est évident que toute hypothèse qui est en contradiction directe avec la loi morale est nécessairement fausse.

3° Puisqu'une hypothèse n'est que l'expression d'un rapport qui existe pour nous entre un certain nombre de faits d'un ordre déterminé, il suit : que les différentes conditions que toute hypothèse suppose n'ont de valeur que vis-à-vis ces mêmes phénomènes. Il faut donc bien se garder de donner à ces conditions une valeur absolue, et de convertir ainsi des existences relatives (des *conditions*) en des existences absolues (des *essences*). Ce fut là surtout le vice de la science antique ; et il ne faut pas croire que les savants de nos jours en soient complètement affranchis. Pour ne citer qu'un seul exemple, vous rencontrerez dans le cours de vos études un grand nombre de travaux modernes dont l'unique but est d'étendre à des phénomènes, qui n'ont aucun rapport avec les phénomènes astronomiques, les lois de l'attraction newtonienne. Or, ainsi que vous le savez, Messieurs, la formule de Newton est destinée à exprimer la loi des influences réciproques qu'exercent l'un sur l'autre des corps libres dans l'espace et situés à des distances réciproques appréciables : l'attraction n'est que la condition, hypothétiquement affirmée, de ces influences : par conséquent, vouloir étendre la théorie de l'attraction astronomique à des phénomènes d'un autre ordre, c'est vouloir convertir une condition relative en une essence absolue.

4° Enfin, puisque toute hypothèse n'est que l'expression d'un rapport général existant entre un certain nombre de phénomènes d'un ordre déterminé, il suit : que toute hypothèse doit être telle, qu'elle puisse être immédiatement et directement portée au contact des phénomènes, afin de constater ainsi que ce rapport est bien réellement l'expression générale de tous les rapports individuels existant entre ces mêmes phénomènes : il faut, en d'autres termes, que toute hypothèse soit immédiatement vérifiable. Cette dernière condition, qui pourra vous sembler futile tant elle est évidente, est peut-être celle qui, dans nos habitudes scientifiques actuelles, se trouve le plus fréquemment violée : il nous serait facile de vous citer une multitude de travaux modernes basés sur des considérations hypothétiques qui, par leur nature même, échappent complètement à toute vérification. Toutes les genèses matérialistes, sans en excepter une seule, sont dans ce cas.

Ainsi, antérieurement à tout travail direct de vérification, il est un certain nombre de considérations générales qui peuvent motiver l'exclusion d'une hypothèse hors du domaine de la science. Nous les traduisons dans les règles suivantes :

1° Rejetez toute hypothèse qui, par ses inductions théoriques ou par ses conclusions pratiques, tend à révoquer en doute les existences que la morale suppose, et que l'ontologie définit et démontre :

2° Rejetez toute hypothèse qui n'est pas susceptible d'une vérification immédiate et directe :

3° Rejetez toute hypothèse qui tend à confondre sous une même loi les phénomènes de l'ordre circulaire, de l'ordre sériel et de l'ordre libre :

4° Rejetez toute hypothèse qui renferme une considération fondamentale sur l'essence des faits :

5° Regardez les hypothèses comme d'autant plus exactes que les phénomènes qu'elles coordonnent sont plus nombreux, que les rapports qu'elles établissent sont plus généraux, que la prévision qu'elles permettent est plus étendue.

Une hypothèse, qui échappe à toutes les conditions d'exclusion que nous venons d'énumérer, ne saurait plus être jugée qu'au contact même des phénomènes que cette hypothèse est appelée à coordonner. C'est ici que commence la vérification proprement dite par voie de synthèse et par voie d'analyse.

Le mode synthétique se compose de deux ordres d'opérations parfaitement distinctes : le premier consiste à déterminer, par des constructions logiques, toutes les propositions secondaires que la formule générale implique : le deuxième consiste à porter toutes ces propositions secondes au contact des faits, afin de déterminer ainsi si ces propositions expriment réellement les rapports existant entre ces faits. Nous allons nous occuper successivement de ces deux ordres distincts d'opérations.

Dans la construction actuelle du langage, il n'existe pas de procédé qui puisse conduire logiquement, et par les simples transformations du langage lui-même, d'une formule générale aux propositions que cette formule renferme. Le procédé que l'on suit pour parvenir à ces propositions est encore celui qui fut exclusivement adopté par tous les géomètres anciens : il consiste à affirmer *à priori* la proposition en question, et à en établir ensuite l'exactitude en employant tantôt la méthode directe, tantôt la méthode par l'absurde. Dans la méthode directe on se borne à démontrer que, si le rapport affirmé dans la formule première est exact, le rapport affirmé dans la proposition seconde l'est nécessairement : dans la méthode par l'absurde on démontre que, si le rapport affirmé dans la proposition seconde n'était pas exact, le rapport affirmé dans la formule première serait nécessairement faux : dans l'un et l'autre cas le procédé général consiste à prendre la formule elle-même pour *criterium*, et à employer ce *criterium* pour juger souverainement, et par des constructions logiques infaillibles, les propositions secondes.

La rigueur de ce procédé ne laisse rien à désirer. C'est sur ce procédé que se fonde toute la géométrie des anciens : les axiômes sont des formules générales qui affirment des rapports incontestables ou *évidents par eux-mêmes* : la certitude des propositions secondes gît dans l'infaillibilité des constructions logiques qui démontrent que, si les axiômes sont vrais, les propositions sont incontestables. Mais l'emploi de cette méthode présente souvent des difficultés presque insurmontables : la langue dont on se sert ne conduit aucunement, par ses propres transformations, de la formule générale à ses conséquences, de l'axiôme aux propositions : il faut un égal effort d'esprit et pour formuler la proposition générale, et pour percevoir chacun des corollaires de cette proposition. C'est là précisément que se trouve la puissance de la langue mathématique actuelle — langue dont la syntaxe est telle que l'on peut procéder, par les seules transformations du calcul, de la formule primitive aux formules secondes, et engendrer ainsi, par des constructions algébriques, toutes les équations de détail que l'équation générale renferme. Ainsi l'équation générale du triangle donnera toutes les équations particulières de tous les triangles possibles : — ainsi les équations générales du deuxième et du troisième degré donneront, par la discussion algébrique, toutes les propriétés de toutes les courbes de ces degrés : etc.

Dans le langage ordinaire ce sont les propositions, ou les séries de propositions, qui jouent le rôle des lettres dans les calculs algébriques. En algèbre, en effet, une lettre, ou tout autre signe, est une proposition ou un raisonnement entier. Ainsi, dans toutes les sciences où l'on ne peut se servir de ce langage spécial, on emploie, pour étendre une formule générale à tous les cas qu'elle renferme, le moyen des successions de propositions unies tantôt par la forme de l'induction, tantôt par celle du syllogisme, tantôt par celle de la définition, en un mot, par toutes les méthodes secondes qui sont en usage. Je ne vous en entretiens pas ici, car je suppose, Messieurs, que vous avez tous fait votre cours de philosophie. Je vous dirai seulement quelques mots du syllogisme que, dans ces derniers temps, un auteur célèbre a préconisé comme l'unique méthode d'invention existante.

Pendant cette grande impulsion qui, dans le seizième siècle, fut imprimée aux travaux scientifiques, la plupart de ces hardis novateurs, qui ont doté la science de toutes les richesses que nous consommons aujourd'hui, attaquèrent, avec des arguments plus ou moins victorieux, les formes syllogistiques encore exclusivement enseignées dans les écoles philosophiques. Et, il faut le dire, ces attaques furent parfaitement justifiées toutes les fois qu'elles s'adressèrent au syllogisme envisagé comme un moyen de découvertes, comme un instrument propre à créer des propositions ou des rapports généraux. Ainsi l'observation de Descartes est parfaitement fondée lorsque, dans son discours sur la méthode, il affirme que : « la forme du syllogisme est plus propre à exposer les choses que nous savons qu'à découvrir celles que nous ne savons pas : comme l'art de Raymond Lulle, ce n'est trop souvent qu'un moyen de discuter longuement et sans fruit sur des choses qui nous sont inconnues (1). » Ainsi encore Bacon—après avoir affirmé qu'il est impossible d'avancer dans la science, si l'on n'a devant les yeux un but nettement fixé,—après avoir établi

____

(1) DESCARTES : *Dissertatio de Methodo* : Lib. I. Aphor. XIII et XIV.

qu'il n'existe dans la science qu'un seul but légitime, celui de doter l'humanité de découvertes nouvelles (1), — Bacon, disons-nous, démontre invinciblement que la forme syllogistique est radicalement impuissante à engendrer ces nouvelles découvertes, et qu'elle ne peut jamais servir qu'à démontrer la vérité de découvertes déjà faites (2).

A ce point de vue la critique du syllogisme est rigoureusement vraie; et, si vous voulez nous permettre d'employer pendant quelques instants la langue des scholastiques, nous essaierons de vous faire comprendre comment et pourquoi la forme syllogistique est nécessairement stérile.

Comme vous le savez, Messieurs, le syllogisme se compose essentiellement de trois propositions distinctes, une majeure, une mineure, une conclusion; et le but de tout syllogisme est de démontrer l'existence d'un rapport déterminé entre un *sujet* donné et un *attribut* donné également. Pour parvenir à ce but, on procède à la recherche d'un terme qui soit commun et au *sujet* et à *l'attribut*, et que l'on appelle à cause de cela le *moyen terme* : ce terme trouvé, on construit ainsi le syllogisme : ʃa majeure affirme le rapport entre le *moyen terme* et *l'attribut* : la mineure affirme le rapport entre le *sujet* et le *moyen-terme* : la conclusion affirme le rapport entre le *sujet* et *l'attribut*.

Cette conclusion est évidente et forcée, puisque, le

<hr>

(1) **Bacon** : *Novum Organum* : Aphorism. **LXXXI.**

« ..... *Fieri non potest ut recte procedatur in curriculo ubi ipsa meta non recte posita sit et defixa : meta autem scientiarum vera et legitima non alia est quam ut dotetur vita humana novis inventis et copiis.* »

(2) **Bacon** : *Instaurationis magnæ argumenta. Novum Organum* : Aphorism. **XIII.**

moyen terme étant commun et au sujet et à l'attribut,
il y a nécessairement rapport entre l'attribut et le sujet.

Rendons ceci plus sensible par un exemple, et pre-
nons le syllogisme classique de l'école. Il s'agit d'établir
un rapport déterminé entre un *sujet*, la *tempérance*, et un
attribut, *louable*. Pour ce faire nous cherchons un terme
qui soit commun et au sujet et à l'attribut; et nous dé-
couvrons le moyen terme *vertu*. Alors nous établissons
le syllogisme :

Majeure. Toute vertu est louable : — ce qui affirme le
rapport entre le moyen terme et l'attribut :

Mineure. La tempérance est une vertu : — ce qui affirme le rapport entre le sujet et le moyen terme :

Conclusion. Donc, la tempérance est louable : — ce qui
affirme le rapport voulu entre le sujet et l'attribut.

Nous n'avons point à nous occuper ici de toutes les
conditions qui sont essentielles à la rigoureuse construction du syllogisme : il nous suffit de dire que tout syllogisme est rigoureusement réductible à la forme que nous
venons d'exposer, et que tel est aussi l'esprit véritable
de ce genre de construction logique. Or, pour que cette
construction soit possible, il faut de toute nécessité que
tous les termes soient parfaitement définis et connus; et
il faut encore que les rapports, affirmés dans la majeure
et la mineure, soient également incontestables : car
si les termes, *vertu*, *tempérance*, *louable*, n'étaient pas
parfaitement connus, il vous serait impossible d'affirmer
un rapport entre ces termes ; et, par conséquent, vous
ne pourriez construire, ni votre majeure, ni votre mineure:
et si, d'une autre côté, les rapports affirmés dans votre
majeure et dans votre mineure n'étaient pas incontestables, le rapport affirmé dans votre conclusion ne serait
nullement démontré; car la tempérance n'est louable
que parce que la tempérance est une vertu, et que toute
vertu est louable : niez l'une ou l'autre de ces deux affir-

mations, et vous niez, par cela même, le rapport qu'il s'agit de démontrer. Ainsi l'on peut dire, en thèse générale, que tout syllogisme a pour but de démontrer qu'il existe entre deux termes donnés et parfaitement connus un rapport déterminé ; et cette démonstration impliquera toujours l'existence incontestée et inconstestable de deux autres rapports d'un ordre plus élevé que celui dont il s'agit d'obtenir la démonstration. Bacon avait donc parfaitement raison de dire que le syllogisme était complètement impuissant à découvrir, soit des sujets, soit des attributs, soit des moyens, soit des rapports généraux.

Mais lorsque l'on cesse d'envisager le syllogisme comme une méthode d'invention pour n'y plus voir, comme Bacon et Descartes, qu'un puissant moyen de vérification, toutes ces objections disparaissent. Tous les termes étant supposés connus, les sujets, les moyens et les attributs étant donnés, et les rapports affirmés dans les majeures et les mineures étant, par hypothèse, supposés vrais, le syllogisme devient un instrument invincible pour établir si le rapport, affirmé dans la proposition à démontrer, est ou n'est pas exact. C'est là précisément ce qui justifie l'importance que nous accordons au syllogisme, ainsi que la place que nous lui assignons dans notre méthode.

Lorsque l'hypothèse a été soumise à cette élaboration logique : lorsque toutes les propositions que cette hypothèse renferme, toutes les conditions qu'elle suppose, ont été mises en évidence par la voie des définitions, des déductions, des inductions, etc., et qu'elles ont été démontrées rigoureusement exactes par des constructions syllogistiques parfaites (l'hypothèse elle-même, et tous les rapports qu'elle affirme, étant supposés vrais) ; lorsque ce travail logique a été fait, disons-nous, la première classe d'opérations, dont le mode synthétique se compose, est terminée : il reste maintenant à prendre chacune de ces propositions de détail logiquement établie, et à la porter directement au contact des phénomènes, afin de déterminer si les rapports, ainsi préétablis, expriment bien réellement les rapports existant entre ces phénomènes (1) : et c'est ici que nous rencontrons une multitude de procédés particuliers, dont l'ensemble forme la deuxième partie de notre méthode de vérification, et chacun desquels a été érigé en ces derniers temps, on ne sait en vérité par quelle aberration d'esprit, en une méthode complète d'invention scientifique. Nous ne pouvons examiner ici que les plus importants entre ces divers procédés : *l'Observation*, *l'Expérimentation*, *la Statistique*, *le Calcul des Probabilités*.

Le procédé le plus simple, et celui qui s'offre le plus immédiatement à l'esprit, c'est *l'Observation directe*. Ce procédé suppose seulement, que les phénomènes entre lesquels on veut établir un rapport se développent d'eux-mêmes, et en quelque sorte spontanément, sous les yeux de l'observateur; de telle sorte qu'il suffise de comparer entre eux le rapport théorique engendré par l'hypothèse et le rapport phénoménal engendré par le fait extérieur lui-même. « Observer, » avons-nous dit dans notre pré-

(1) Toutes les fois qu'il s'agit de trouver la cause d'un effet, ce n'est que par voie d'hypothèse que l'on y peut parvenir. On ne peut vérifier une hypothèse qu'en en développant les conséquences et en les comparant aux faits. Si tous les faits que l'on produit, comme conséquences de l'hypothèse, se retrouvent dans la nature précisément tels que l'hypothèse doit les faire attendre, cette conformité, qui ne peut être l'effet du hasard, en devient la vérification, de la même manière qu'on reconnaît le cachet qui a formé une empreinte en voyant que tous les traits de celle-ci s'insèrent dans les traits du cachet. (*Voyez* TURGOT, *Deuxième discours en Sorbonne.*)

cédente leçon, « c'est appliquer une loi à l'étude d'un fait.»

Cependant les matérialistes du siècle dernier n'ont pas craint d'ériger l'observation en une méthode d'invention : ils ont avancé que l'observation était la source unique de toutes nos connaissances ; et plus d'un savant de l'époque actuelle répète encore après eux, que l'observation est la grande, la seule méthode scientifique. Les matérialistes du dix-huitième siècle étaient de simples observateurs ; il était donc assez naturel qu'ils en appelassent toujours à la seule observation. Mais aussi, et c'est là la conséquence rigoureuse à laquelle les conduisait leur prétendue méthode d'invention, ces observateurs n'ont rien découvert, exactement rien : nous leur portons le défi formel de nous citer un seul fait, un seul, qui ait été aperçu pour la première fois par eux, et dont la connaissance ne soit pas logiquement, forcément, syllogistiquement déductible d'une loi générale déjà découverte et enseignée par quelque savant religieux du siècle précédent. Si ces hommes avaient réfléchi, que leur observation se bornait à étudier attentivement les phénomènes à la lumière des généralités émises depuis longues années par des savants religieux ; — s'ils avaient une seule fois songé qu'ils avaient été précédés par de grands inventeurs dont ils ne faisaient que constater les découvertes ; — s'ils s'étaient rappelés que Lamarck, D'Alembert, Laplace, avaient pour ancêtres dans la science, Kepler, Newton, Leibnitz, Descartes, Harvey, Linnæus, et Charles Bonnet ; — peut-être auraient-ils reconnu que l'avancement des sciences impliquait deux méthodes, l'une d'invention, l'autre de vérification ; mais assurément ils n'auraient jamais érigé en méthode générale de découverte un moyen de détail essentiellement destiné à constater des découvertes faites, essentiellement impuissant à rien découvrir.

Le procédé d'*Expérimentation* ne diffère du procédé

d'observation que parce qu'il suppose, que les faits dont on cherche à déterminer les rapports ne se passent pas spontanément sous nos yeux , mais ont besoin, au contraire, d'être directement engendrés par nous avant d'être observables. Evidemment l'expérimentation, bien plus encore que l'observation si toutefois cela est possible, suppose la pré-existence d'une formule théorique qui exprime un rapport dont il s'agit de constater l'exactitude. Il vous suffira de lire ce que le grand vulgarisateur de la méthode expérimentale, Bacon lui-même, a écrit sur l'emploi de cette méthode, pour vous convaincre pleinement qu'il est matériellement impossible de tenter une expérience quelconque, si l'on ne possède d'avance une théorie quelconque sur les résultats que cette expérience doit fournir. Comme l'observation, l'expérimentation sert à démontrer l'existence , ou la non-existence, d'un rapport préconçu : elle ne saurait jamais conduire à la plus minime découverte.

La *Méthode statistique*, à laquelle depuis quelques années on semble vouloir attribuer en médecine une grande importance, ne saurait être non plus qu'un moyen de vérification : encore, dans l'état actuel de nos connaissances physiologiques, et avec l'organisation du corps médical qui existe aujourd'hui, ce moyen est-il nécessairement imparfait et à peu près illusoire.

Le principe de cette méthode, qui consiste à juger les moyens thérapeutiques par les résultats pratiques, nous paraît en lui-même incontestable : c'est dans la mise en œuvre de ce principe, c'est dans l'extension qui lui a été donnée, que se trouvent des sources innombrables d'erreurs qui semblent vicier jusqu'au principe lui-même. En effet, pour que l'application rigoureuse d'une semblable méthode fût possible, il faudrait d'une part que les moyens thérapeutiques fussent parfaitement connus quant au mode d'action de chacun des éléments divers qui les composent ; et d'autre part il faudrait que les affections morbides fussent parfaitement étudiées dans toutes les séries phénoménales qui les constituent. Or, nos connaissances sont aujourd'hui également incomplètes quant à l'un ou à l'autre de ces deux termes ; et il en résulte nécessairement que nous ne pouvons établir entre ces deux termes que des rapports extrêmement imparfaits et défectueux.

Mais quelle que soit la valeur que l'on accorde à la statistique dans les sciences médicales (et tout ce que nous disons ici ne milite en rien contre le principe même de cette méthode), toujours faudra-t-il envisager la statistique comme un moyen plus ou moins parfait de juger des doctrines thérapeutiques au contact des phénomènes morbides, et nullement comme un moyen de découvrir des méthodes thérapeutiques nouvelles : ce sera donc essentiellement un moyen de vérification et nullement une méthode d'invention.

En thèse générale il est exact de dire, que la méthode statistique consiste à établir des rapports numériques entre des catégories différentes de faits semblables, et à faire de ces rapports la base d'un jugement ou d'un acte. Or, pour qu'il vous soit possible d'établir des catégories distinctes, il faut nécessairement que vous possédiez un principe général en vertu duquel vous puissiez les séparer l'une de l'autre : et pour qu'il vous soit possible de former chacune des catégories de faits semblables, il faut nécessairement que ces faits vous soient connus et dans leurs rapports et dans leurs conditions d'existence. Ainsi, avant de dresser une statistique quelconque, il faudra d'abord connaître et les faits sur lesquels cette statistique sera basée, et les rapports généraux existant entre ces faits : la statistique ne pourra donc faire découvrir ni des faits ni des rapports : elle pourra seulement donner une expression numérique à un rapport déjà conçu comme existant.

Le *Calcul des Probabilités* constitue encore, aux yeux de quelques savants, une méthode ou un moyen d'invention et de découverte. Nous ne chercherons pas à montrer ici tout ce que les conclusions fournies par le calcul des probabilités renferment à nos yeux de radicalement vicieux et sophistique, soit que l'on accepte les bases de ce calcul telles qu'elles ont été établies par Laplace, soit que l'on adopte au contraire les modifications nouvellement introduites par M. Poisson. A notre sens le calcul des probabilités est, de quelque côté qu'on l'envisage, un moyen souverainement illusoire et nul, et qui, dans la pratique, conduirait habituellement à regarder comme infiniment peu probables, ou même comme numériquement impossibles, des évènements qui seraient actuellement en voie de s'accomplir. Mais c'est là une discussion que nous ne pouvons aborder ici : il suffit à notre but de démontrer que ce calcul, dont la notion fondamentale repose sur la possibilité d'évaluer numériquement la *futurité* probable d'un phénomène, ne peut être envisagé que comme un moyen fort infime de vérification, et nullement comme un instrument propre à provoquer des découvertes scientifiques. Or, cette proposition est en quelque sorte évidente par elle-même; car la possibilité d'évaluer numériquement la futurité d'un phénomène quelconque se fonde nécessairement sur la connaissance d'une constante qui régit un nombre plus ou moins grand de faits exactement semblables, puisque, si cette constante n'existait pas, le calcul n'aurait aucune base, et si les faits n'étaient pas parfaitement semblables, le calcul ne saurait offrir aucune conclusion positive. L'application du calcul des probabilités suppose donc que l'on connaît les faits auxquels ce calcul s'applique dans tous leurs rapports possibles : elle suppose encore que l'on possède aussi la constante générale qui régit ces faits. Par conséquent, le calcul lui-même ne saurait conduire à la découverte ni des faits, ni des rapports, ni des constantes.

Quant aux applications générales que Laplace lui-même a faites de sa théorie des probabilités, elles sont en harmonie parfaite avec la plupart des conceptions philosophiques de ce savant matérialiste. Depuis l'origine des sciences, les philosophes et les savants avaient universellement admis qu'il n'existait pas d'effet, si minime qu'il fût, qui n'eût une cause quelconque, connue ou inconnue: mais il avait été réservé à Laplace de démontrer mathématiquement que notre ordre phénoménal tout entier en avait très vraisemblablement une. Dans tous les lieux et dans tous les temps aussi, les artistes, les savants, les hommes politiques ont cru à la stabilité des conditions d'existence de l'espèce humaine ; et dans cette conviction ils ont entrepris des travaux, ils ont fondé des institutions, dont l'avenir seul devait recueillir les fruits ; mais Laplace seul a pu croire qu'il fût nécessaire de rectifier à cet égard la foi des hommes dans l'avenir, en évaluant numériquement l'exacte probabilité qu'il y a pour que notre monde dure encore un jour de plus. Enfin, c'est à Laplace que la science et la philosophie doivent la première tentative de réduire le grand problème de la certitude humaine à un problème de chiffres, et de démontrer au genre humain tout entier, que nul ne pouvait être sûr de sa propre existence à moins qu'il n'en eût établi l'extrême probabilité par un calcul des chances. Pyrrhon et Marphurius n'étaient point encore parvenus jusque là.

Il nous reste encore, avant de clore cette partie de notre discussion, à nous occuper de deux mots extrêmement importants, et sur la valeur desquels la plus grande confusion règne encore dans le langage scientifique : — nous avons à parler de l'*Analyse* et de la *Synthèse*.

Si l'on recherche d'abord quelle est la valeur que la définition assigne à chacun de ces deux termes, on trouve, dans différentes spécialités scientifiques, des différences ou des contradictions tellement formelles, qu'ici l'on nomme *analyse* ce que là on appelle *synthèse*, et réciproquement. Ainsi, en chimie, on définit l'*Analyse* : — un procédé en vertu duquel on réduit un corps composé en ses éléments constituants : et l'on appelle *Synthèse* : — un procédé en vertu duquel on reconstruit un composé quelconque au moyen de ses éléments. Ainsi, en chimie, l'analyse procède du composé au simple : la synthèse procède du simple au composé. En philosophie, au contraire, on définit la *Synthèse* : — le procédé par lequel on descend du rapport général au fait particulier : on définit l'*Analyse* : — le procédé par lequel on s'élève des faits particuliers au rapport général. Dans le langage mathématique la confusion des termes a été portée à un degré bien plus considérable ; car non-seulement on a appelé tantôt *synthèse* ce que tantôt on appelait *analyse*, mais encore on a confondu sous la même dénomination des procédés appartenant tantôt à l'un, tantôt à l'autre de ces deux modes distincts. Ainsi la forme géométrique employée par les anciens mathématiciens a été qualifiée de procédé *synthétique*, tandis que l'on nomme *Analyse mathématique* la forme algébrique employée par les mathématiciens modernes : et de ces deux dénominations, également vicieuses, ont jailli d'innombrables discussions sur la valeur relative de la synthèse et de l'analyse comme moyens d'invention, — discussions dans lesquelles on ne paraît pas même avoir songé à préciser les termes dont on faisait usage.

La géométrie des anciens n'est ni une synthèse ni une analyse : la science tout entière, telle qu'elle fut constituée par Euclide, n'est qu'une immense série de syllogismes qui s'enchaînent, et qui tous sont rigoureusement

construits selon les règles posées par Aristote. Il paraî-
trait même que, dans la coordination de son travail, Euclide avait pour unique but d'arriver à la connaissance
et à la démonstration des cinq corps réguliers de la géométrie, — corps admirables d'après lesquels toutes les
choses créées avaient été formées, et qui avaient pour
caractères essentiels d'être incorruptibles, inscriptibles
dans la sphère, et d'être limités par des polygones égaux
et réguliers réunis sous des angles solides semblables et
égaux. Et, en effet, par des efforts d'imagination véritablement prodigieux, Euclide est parvenu à établir une
immense chaîne de syllogismes qui s'étend depuis les cinq
axiomes, évidents par eux-mêmes, jusqu'aux cinq corps
réguliers dont les merveilleuses propriétés remplissent
son dernier livre. Mais, quel qu'ait été le but d'Euclide,
il est certain que la méthode employée par lui pour parvenir à ce but a été rigoureusement celle que nous avons
déjà indiquée. Il a affirmé un certain nombre de rapports
généraux, qu'il a posés comme incontestables ou évidents
par eux-mêmes, les axiomes : puis, par des efforts
d'invention immenses, il a créé une multitude de rapports spéciaux, les théorêmes, qu'il a démontrés exacts,
tantôt directement, tantôt par l'absurde, en employant
pour *criterium* tantôt les axiomes, tantôt des propositions déjà démontrées au moyen de ces axiomes. Enfin
il a établi la chaîne qui devait conduire des rapports généraux, les axiomes, jusqu'aux rapports particuliers, les
propriétés des polyèdres réguliers. Or, en procédant ainsi,
et c'est ainsi que procèdent nécessairement tous les géomètres, Euclide a procédé tantôt du général au particu-
culier, tantôt du particulier au général : il a employé
alternativement la synthèse et l'analyse comme deux
moyens différents d'un même but, — la démonstration
de propositions *aperçues* au moyen de propositions *démontrées*. Ainsi la forme géométrique n'est ni une analyse

ni une synthèse ; c'est la *méthode de démonstration propre-*
ment dite, la seule que notre syntaxe actuelle permette.

, La forme algébrique des modernes a été dénommée
plus malheureusement encore une *Analyse*. Ce que l'on
appelle l'*Analyse mathématique* est une méthode, une
langue complète : — une langue ayant ses termes, ses
rapports, sa syntaxe ; et dont toutes les démonstrations
s'effectuent par des enchaînements de propositions toutes
rigoureusement réductibles à des rapports établis entre
deux termes. Comme toutes les langues possibles, la mathématique est, par elle-même, essentiellement stérile :
elle ne crée rien : elle n'engendre rien : elle ne conduit
pas à la plus minime découverte ; mais elle a sur les autres langues scientifiques cet immense avantage que,
lorsqu'un rapport général a été perçu, et qu'il a été traduit en équation, l'élaboration purement algébrique de
cette équation pourra donner, par les seules transformations du calcul, tous les rapports spéciaux que l'équation
primitive renferme.

Nous avons déjà indiqué, dans le cours de cette leçon,
ce qui constitue essentiellement pour nous les deux
modes distincts que l'on désigne en philosophie sous les
dénominations de synthèse et d'analyse. Nous n'avons
point à revenir ici sur cette question ; mais nous avons
cru devoir insister quelque peu sur l'emploi abusif qui se
fait habituellement de ces deux termes, afin de vous
mettre en garde contre de graves erreurs de méthode dans
lesquelles cet abus pourrait aisément vous entraîner.

L'hypothèse créée, appréciée, traduite en propositions
secondaires, et jugée au contact des faits, n'est point encore, après toutes ces épreuves diverses, complètement
vérifiée, et, partant aussi, elle n'est point encore définitivement admissible. En effet, en procédant ainsi synthétiquement de l'affirmation hypothétique d'un rapport gé-

néral à la démonstration logique des rapports particuliers qui y sont implicitement ou explicitement renfermés, et à la vérification directe de ces rapports sur les phénomènes eux-mêmes, l'on n'a réellement satisfait qu'à une seule des conditions auxquelles doit satisfaire toute hypothèse : on a découvert des rapports jusqu'alors inobservés, et on a enrichi la science de faits nouveaux en dirigeant l'attention vers de nouvelles observations. Il reste donc encore à prendre l'un après l'autre chacun des rapports qui ont été établis en vertu de toutes les hypothèses précédentes, et à démontrer que ces rapports sont les conséquences nécessaires de l'hypothèse nouvelle : il reste enfin à prendre l'une après l'autre toutes les lacunes que les rapports précédemment établis ont servi à mettre en évidence, et à démontrer que la nouvelle hypothèse établit un lien de mutuelle dépendance entre les différentes catégories de phénomènes que les hypothèses anciennes laissaient dans une indépendance relative inexplicable. C'est cette deuxième classe de travaux qui constitue, dans notre méthode de vérification, la partie plus spécialement analytique.

Ici se termine ce que nous avions à vous dire dans cette leçon sur la méthode scientifique proprement dite. Mais il ne sera pas inutile peut-être de résumer, sous forme aphoristique, les différents termes dont cette méthode se compose, et de vous présenter ainsi, en quelques propositions, un plan général de travail qui pourra vous servir de guide pendant tout le cours de votre carrière scientifique : car l'élève et le savant sont placés au même point de vue—l'un pour étudier et connaître l'œuvre des hommes, l'autre pour étudier et connaître l'œuvre de Dieu.

1° Circonscrivez nettement, et en vous plaçant à un point de vue encyclopédique suffisamment élevé, l'ensemble des phénomènes entre lesquels vous vous proposez de découvrir un rapport général.

2° Examinez successivement, et en les rangeant dans l'ordre de leur succession historique, toutes les hypothèses qui ont eu pour but de coordonner cet ensemble de phénomènes ; et regardez ces hypothèses comme d'autant plus exactes que les phénomènes qu'elles coordonnent sont plus nombreux, que les rapports qu'elles établissent sont plus généraux, que la prévision qu'elles permettent est plus étendue.

3° Etablissez en trois catégories distinctes et parallèles : 1° tous les faits qui ont été découverts au moyen de ces différentes hypothèses : 2° tous les rapports plus ou moins généraux que ces hypothèses ont établis entre ces faits : 3° toutes les lacunes et toutes les contradictions que ces rapports ont mises en évidence.

4° Soumettez tous les faits ainsi classés à un examen rigoureux que vous renfermerez entre les deux limites que voici :

5° N'acceptez aucun fait dont les conditions d'existence soient impossibles : dites seulement : Ce fait est faux.

6° Ne rejetez aucun fait parce qu'il est en contradiction apparente avec d'autres faits : dites seulement : La théorie de ces faits est fausse, et implique une généralité insuffisante.

7° Les faits étant connus, les rapports étant établis, les lacunes étant constatées, et tous ces signes étant en même temps présents à votre esprit, placez-vous au point de vue religieux le plus élevé auquel vous puissiez atteindre : créez une hypothèse nouvelle, et formulez-la.

8° Si votre hypothèse, par ses inductions théoriques ou par ses conclusions pratiques, tend à révoquer en doute les existences que la loi morale suppose et que l'ontologie démontre : rejetez-la.

9° Si votre hypothèse n'est pas susceptible d'une vérification complète, directe et immédiate : rejetez – la.

10° Si votre hypothèse tend à confondre sous une même loi des phénomènes de l'ordre circulaire, de l'ordre sériel, et de l'ordre libre : rejetez-la.

11° Si votre hypothèse renferme une considération fondamentale sur l'essence des faits : rejetez-la.

12° Si votre hypothèse échappe à toutes ces conditions d'exclusion : vérifiez-la.

13° Développez et formulez toutes les propositions secondaires qui sont virtuellement renfermées dans votre hypothèse ; et démontrez, par des procédés logiques rigoureux, que ces propositions secondaires sont les conséquences nécessaires ou les conditions essentielles de votre hypothèse.

14° Portez chacune de ces propositions secondaires au contact des faits ; et constatez, par tous les procédés connus de vérification scientifique, que ces propositions expriment rigoureusement des rapports existant entre ces faits.

15° Démontrez que votre hypothèse tient compte de tous les rapports déjà découverts au moyen des hypothèses antérieures à la vôtre.

16° Démontrez que votre hypothèse comble toutes les lacunes que les hypothèses précédentes ont mises en évidence.

Alors : 1° parce que votre hypothèse est rigoureusement conforme à la loi générale qui règle les rapports des hommes avec Dieu, des hommes entre eux et des hommes avec le monde : 2° parce qu'elle établit un rapport unique entre tous les phénomènes qui ont été observés au moyen des hypothèses précédentes : — 3° parce qu'elle tient compte de tous les rapports déjà constatés comme existant entre ces phénomènes : — 4° parce qu'elle comble toutes les lacunes que ces rapports différents ont servi à mettre en évidence : — 5° enfin, parce qu'elle augmente le domaine de la science en dirigeant l'attention vers des rapports nouveaux, de nouvelles observations : — pour toutes ces causes, et à toutes ces conditions votre hypothèse sera véritablement utile et féconde : elle sera rigoureusement vraie *pour tout l'ensemble de phénomènes que vous avez eu pour but de coordonner* ; et vous aurez doté la science humaine d'une puissance de plus ; et vous aurez écrit votre page dans cette œuvre immense que le génie des hommes élève à la gloire de Dieu.

CINQUIÈME LEÇON.

Des Institutions scientifiques.

SOMMAIRE. — La science doit être représentée par des institutions sociales. — Les institutions qui représentent en France les sciences médicales sont très imparfaites. — Conséquences fâcheuses de cette organisation incomplète. — Création de trois ordres distincts d'institutions scientifiques : les Institutions de perfectionnement : les Institutions d'enseignement : les Institutions d'application.—Des *Institutions de perfectionnement.* — Académie des sciences. — Critique. — Les institutions de perfectionnement sont essentiellement des moyens, ou des instruments, qui doivent subir toutes les modifications que nécessite le but qu'elles sont destinées à atteindre. — Des *Institutions d'enseignement.* — Esquisse historique de l'Université de Paris.— De la Faculté de médecine. — Baccalauréat-ès-lettres. — Écoles scientifiques préparatoires. — Baccalauréat-ès-sciences. — De la Faculté de Paris. — Du 1ᵉʳ degré d'instruction médicale. —

— Chimie organique et inorganique : anatomie humaine et comparée : zoologie : phytologie. — Concours. — Examens. — Du 2ᵉ degré d'instruction médicale. — Histoire des sciences, des doctrines et des institutions médicales : physiologie humaine et comparée.— Concours. — Examens. — Des licenciés-en-médecine.— Choix d'une question de thèse. — Des écoles médicales d'application. — Pathologie interne (clinique médicale) : pathologie externe (clinique chirurgicale) : obstétrique : thérapeutique et matière médicale.— Concours. — Examens. — Thèse. — Des docteurs-en-médecine. — Considérations sur les concours. — Conditions pour se présenter au concours. —Thèse sur un sujet donné discutée par tous les concurrents. — Des agrégés. — Nomination à temps. — Fonctions des agrégés. — Élection des professeurs. — Nomination à temps. — Des *Institutions d'application*. — Organisation du corps médical en France. — Des médecins cantonnaux. — D'un conseil de discipline départemental. De l'Académie de médecine. — Statistique médicale, etc., etc. Conclusions du cours.

Messieurs :

Nos précédentes leçons ont été consacrées à établir le but et la fonction, les limites et les moyens, la certitude et la méthode de la science : pour terminer ce cours, il nous reste maintenant à examiner devant vous à quelles conditions la science humaine peut être perfectionnée, transmise, et appliquée dans toutes les directions de l'activité sociale. Nous allons nous occuper des *Institutions scientifiques*.

La fonction scientifique étant une fonction éminemment sociale, puisque la science elle-même est l'instrument indispensable au moyen duquel la société réalise les diffé-

rents actes que commande son but, il est évident que
cette fonction ne saurait être abandonnée sans danger à
toutes les incertitudes du hasard, et qu'elle exige impé-
rieusement une vaste organisation sociale qui satisfasse
complètement à toutes les conditions de la science humaine.

Vous le savez tous, Messieurs : aujourd'hui il n'en est
aucunement ainsi. Les institutions qui représentent en
France les sciences médicales se bornent à l'Académie
royale de médecine, à une section de l'Académie des
sciences, aux facultés enseignantes, à quelques établissements sanitaires, à quelques institutions libres, organisées sur le modèle des académies royales, et maintenues
dans leur existence précaire par le zèle et les sacrifices
pécuniaires de ceux qui les ont fondées. Assurément,
Messieurs, il n'est personne d'entre vous qui ne sache
combien une pareille organisation est incomplète et insuffisante—combien peu elle est en rapport avec l'importance de la fonction médicale, et l'extension dont celle-ci
est susceptible : il n'est personne surtout qui ne sache
combien est faible l'influence que cette organisation exerce
sur le corps médical lui-même.

Complètement dépourvus de tout lien de discipline, et
toujours en lutte les uns avec les autres, les médecins,
dans leurs rapports généraux avec la société et entre
eux, semblent s'abandonner sans réserve aux seules inspirations de la concurrence la plus aveugle, — celle qui
prend sa source, et qui puise son énergie, dans des intérêts purement matériels. Cette activité qui se traduit au
dehors par la production de nombreux, de volumineux
travaux ; cette fertilité en apparence si grande du domaine scientifique ; tout cela n'est, vous le savez, Messieurs, que déception, redondance et stérilité. Ce n'est
point à des travaux utiles à l'humanité entière, utiles à

l'avenir, que l'on consacre ses études et ses veilles : on
escompte les travaux du passé : on fait argent des découvertes de nos pères. La presse, comme la chaire, comme
l'académie, n'est qu'une tribune plus élevée, plus retentissante que les autres, et qui domine un plus nombreux
public. Il ne suffit plus aujourd'hui d'être réputé savant
par les savants eux-mêmes : — on fait encore appel au
monde des ignorants : c'est celui-là qui paie. Si quelque
part, dans un point inconnu du domaine des sciences,
il se produit une découverte véritablement grande et
utile, cette découverte sera assurément le fruit du dévouement absolu de quelque homme laborieux qui mourra
probablement inconnu et pauvre, sans que l'occasion lui
ait jamais été offerte de produire au grand jour les richesses intellectuelles dont il voulait, dont il pouvait doter
la science. Dans cette admirable organisation des choses,
c'est le savoir-faire qui vit aux dépens du véritable savoir ;
car tout ce qui est réellement utile et neuf dans la science
ne saurait être apprécié que par de véritables savants,
et se produit par conséquent sans éclat comme sans
profit.

Et, s'il en est ainsi, que l'on ne pense pas que la faute
en soit aux membres du corps médical lui-même : il
n'existe certainement pas une seule corporation scientifique dans laquelle la volonté du travail et du sacrifice
soit plus grande et plus complète. La faute en est à l'organisation actuelle de la fonction scientifique elle-même:
la faute en est aux fatalités qui sont aujourd'hui en puissance, et qui autorisent tout, qui permettent tout, qui
nécessitent tout... tout excepté le véritable travail scientifique. Combien n'avons-nous pas nous-mêmes rencontré
de jeunes gens studieux, doués de cette capacité spéciale
qu'il faut pour créer dans la science, et de cette ardeur
infatigable au travail qu'il faut pour rendre toute découverte féconde, combien n'en avons-nous pas connu qui

ont été à tout jamais rejetés de leur route, et renfermés dans une ornière fatale et infranchissable par la plus inexorable de toutes les nécessités, — la nécessité de la faim ! Ainsi que vous l'apprendrez tous un jour par votre propre expérience, si déjà vous n'en êtes convaincus par l'expérience des autres, celui qui veut aujourd'hui consacrer à la science sa vie entière ne peut pas le faire : notre société actuelle n'a pas de nom, elle n'a pas de titre, elle n'a pas de place pour celui qui voudrait se sacrifier tout entier à une œuvre sociale; et la condition presque absolue de tout travail c'est que l'on travaillera pour soi.

Ces vices de notre organisation scientifique sont sentis et reconnus par ceux-là même qui obéissent le plus complètement aux exigences du jour : les conséquences en sont trop manifestes pour ne point frapper les yeux et saisir l'attention même des moins clairvoyants. Qui ne voit, en effet, que, par suite de l'abandon dans lequel les médecins se trouvent placés, par suite de cet étroit antagonisme individuel qui règne et qui domine là où ne devrait exister que l'émulation du devoir, qui ne voit que la profession médicale s'avilit? — que la position sociale des médecins devient de jour en jour plus infime, et leur dépendance plus grande? — Qui ne voit que la fonction médicale, jadis un sacerdoce, se travestit de plus en plus et devient un métier? — Qui ne voit, enfin, que le savoir est aujourd'hui une denrée qui se cote, et que l'on livre à toutes les chances économiques de la concurrence industrielle?

Nous vivons encore aujourd'hui des œuvres de nos pères : nous consommons ce qu'ils avaient légué à l'avenir au prix de tant d'études, de tant d'efforts : le mouvement rapide et puissant que les grandes institutions du passé ont imprimé à la science persiste et dure encore : mais encore quelques années, et ces richesses amassées à si grands frais seront dissipées, et cette force d'impulsion sera éteinte ; et notre France elle-même, jadis la première entre toutes les nations du monde, descendra au rang de l'industrielle Amérique.

Il importe donc beaucoup d'organiser sans délai, et sur des bases convenables, la fonction scientifique : et, pour ce faire, il importe de traduire immédiatement en institutions sociales les trois aspects divers sous lesquels la fonction scientifique se présente.

La science ayant pour fin de permettre à l'activité humaine d'intervenir dans l'ordre phénoménal actuel afin de le modifier — et le moyen de cette fin étant la détermination des rapports généraux existant entre les phénomènes—il est évident que le travail scientifique se décompose en deux ordres de travaux parfaitement distincts : l'un, purement théorique, a pour but la découverte des lois générales qui régissent les phénomènes : l'autre, exclusivement pratique, a pour but d'appliquer les lois découvertes à l'ordre phénoménal lui-même, de manière à en obtenir la modification. Cette division radicale dans la science nécessite une division correspondante dans les institutions scientifiques, et commande la création de deux ordres d'institutions parfaitement distinctes : — les *Institutions de perfectionnement*, exclusivement organisées du point de vue des découvertes à faire dans le domaine de la science : — les *Institutions d'application*, exclusivement organisées du point de vue des applications à faire des découvertes déjà faites. A ces deux ordres d'institutions il en faut ajouter un troisième : — les *Institutions d'enseignement*, destinées à former les éléments du corps scientifique lui-même, et exclusivement organisées du point de vue de la transmission des connaissances acquises.

Ainsi l'organisation complète de la fonction scientifique

suppose la création de trois ordres distincts d'institutions que nous allons successivement examiner : *les Institutions de perfectionnement : les Institutions d'enseignement : les Institutions d'application.*

1° DES INSTITUTIONS DE PERFECTIONNEMENT.

L'Académie des sciences et l'Académie de médecine constituent, à peu de choses près, les seules institutions de perfectionnement scientifique que la France possède aujourd'hui. Nous ne nous occuperons ici que de l'Académie des sciences ; et il ne nous sera que trop facile de faire voir que cette institution n'atteint pas, et ne saurait par son organisation même atteindre, le but pour lequel toute institution de perfectionnement doit être avant tout organisée.

Il est à remarquer d'abord que la grande influence que l'Académie de Paris exerce encore aujourd'hui sur la science, que la grande publicité que l'Europe savante accorde encore aujourd'hui à ses actes, ne tiennent pas exclusivement à ce que les travaux opérés au sein de cette académie ont, dans la science, une prépondérance réelle et incontestable sur les travaux de toutes les autres sociétés scientifiques de l'Europe. Cette influence, cette autorité sont encore dues en grande partie à la puissante action que la France a exercée sur les destinées politiques de l'Europe : elles sont dues encore à ces doctrines philosophiques et sociales que la France a si largement vulgarisées dans le monde : — doctrines qui, en répondant aux besoins révolutionnaires qui tourmentaient les peuples, leur ont fourni et des arguments et des formules, et ont ainsi fait de la langue française une langue universelle. L'autorité de l'Académie des sciences est bien plus le fait de la nation française que de l'Académie elle-même :

c'est *vis-à-vis* cette autorité, et non pas *par* cette autorité, qu'il faut la juger.

Instituée pour détruire l'ensemble dogmatique et unitaire qui avait été créé par les travaux successifs de Platon, d'Aristote, de Dioscoride, de Galien, d'Albert-le-Grand, de Saint Thomas-d'Aquin et de tous les grands encyclopédistes du treizième siècle, en introduisant dans toutes les directions scientifiques la conception philosophique de Descartes, l'Académie dut procéder à cette œuvre de critique par la réduction de l'unité systématique en parties irréductibles et contradictoires, ou en d'autres termes, par la décomposition de la science encyclopédique en des catégories spéciales de faits, appelées sciences, et séparées l'une de l'autre par des définitions impliquant contradiction. Ce travail était une œuvre de pure vérification ; car il s'agissait seulement de rechercher jusqu'à quel point les faits fournis par l'expérimentation concordaient avec les doctrines théoriques dogmatiquement enseignées, et de mettre, autant que faire se pouvait, en saillie les nombreuses contradictions que ces recherches faisaient entrevoir.

Du but qui fut proposé à l'Académie à l'époque de sa fondation et en vue duquel elle fut organisée ; — de la voie dans laquelle l'Académie a marché pour atteindre ce but ; — de la méthode dont elle a fait usage pour avancer dans cette voie, il devait nécessairement résulter, que le jour viendrait où l'Académie cesserait d'être un *Corps savant* pour ne plus être qu'une réunion à peu près fortuite de spécialités scientifiques qui s'ignoreraient l'une l'autre, — une juxta-position accidentelle de doctrines contradictoires, complètement incapables de tout travail commun, et n'ayant d'autre unité que celle du lieu dans lequel viendraient se débattre leurs prétentions hostiles. Or, ce jour-là est déjà venu. L'Académie a détruit l'ancienne science, la science scolastique : mais à la place de cet ensemble dogmatique et unitaire, elle n'a su créer qu'un ensemble disparate de parties con-- tradictoires. Jadis, en tête de chaque catégorie de faits, existait une hypothèse qui en donnait le rapport général : aujourd'hui dans chaque catégorie spéciale nous trouvons une multitude d'hypothèses distinctes qui toutes se nient l'une l'autre. Aussi, ce qui frappe surtout aujourd'hui ceux qui envisagent le mouvement des travaux scientifiques, c'est leur multiplicité désordonnée, — c'est surtout la stérilité réelle de la science au milieu de son apparente fécondité. Tantôt ce sont des idées anciennes reproduites de nouveau, et qui paraissent neuves parce qu'on les présente aujourd'hui isolées de l'ensemble dont elles faisaient jadis partie. Tantôt ce sont des séries d'observations ou d'expériences qui se présentent comme vérification de quelque idée systématique dont on a depuis long-temps perdu l'intelligence ou oublié l'origine. Tantôt ce sont de longues séries de recherches, entreprises dans le but même en vue duquel on les avait jadis tentées. Trop souvent ce sont des travaux inutiles aux progrès des sciences, parce que, entrepris sans but commun et suivis sans une commune méthode, ils doivent nécessairement conduire à des résultats contraires.

Parce que les différents membres dont l'Académie se compose ne sont unis entre eux que par le lien d'une commune négation, et que par conséquent l'Académie ne constitue pas à vrai dire un *Corps savant,* c'est-à-dire un instrument dont toutes les parties travaillent dans un but déterminé avec une méthode commune : — parce que l'Académie, instituée pour constater des faits et pour vérifier des hypothèses, confond nécessairement, et par son organisation même, les fonctions d'une institution de perfectionnement avec celles d'une institution d'application, et la méthode de vérification avec la méthode d'invention : — parce que l'Académie reproduit dans son

organisation la classification d'un système encyclopédique qui n'a plus de valeur ; et que, par son refus de discuter les doctrines, elle se ferme à jamais la voie des
découvertes, puisque les doctrines seules peuvent engendrer des faits : — pour toutes ces causes, disons-
nous, l'Académie des sciences ne saurait remplir les fonctions d'une institution de perfectionnement dont le but
est, avant tout, d'engendrer la science de l'avenir en con-
servant la science du passé.

Il y a donc lieu de proposer la création d'un corps
savant dont le but unique serait d'étendre dans toutes
les directions le domaine de la science.

La nature de ce cours, et les limites étroites dans lesquelles nous sommes forcément renfermés, ne nous permettent pas de développer devant vous toutes les parties,
tous les détails d'une institution scientifique aussi neuve
et aussi importante que celle que nous proposons ici. Il
nous suffira d'arrêter quelques instants votre attention
sur les conditions principales auxquelles toute institution de cet ordre doit satisfaire, et de vous indiquer en
même temps la marche générale qui devrait être imprimée à ce corps, et la nature des travaux qu'il serait appelé a exécuter.

Toute institution, créée en vue d'une œuvre scientifique à accomplir, doit être organisée de telle sorte qu'il
en résulte inévitablement une direction déterminée dans
les travaux, afin que ces travaux puissent eux-mêmes
conclure à des solutions positives dans des questions également déterminées : en d'autres termes, toute institution
de cet ordre doit avoir pour but la solution d'un problème
général, qui commande lui-même la solution d'une multitude de problèmes spéciaux ; et par conséquent l'organisation de cette institution doit être coordonnée dans

toutes les parties vers cette unique fin. Sans cette condition fondamentale, il ne nous paraît pas possible de concevoir une association quelconque de savants, qui puisse avoir dans l'œuvre scientifique une valeur autre que la valeur individuelle des membres qui la composent. Un corps savant, organisé en quelque sorte au hasard, ou du moins, en dehors de tout but scientifique nettement déterminé, sera toujours à nos yeux plus fâcheux qu'utile : il sera nuisible aux membres qui en font partie ; car la stérilité dont ils seront nécessairement accusés ne sera pas autant leur propre fait que le fait du règlement qui les constitue en corps : il sera nuisible à la science elle-même, en engageant l'activité des savants dans une voie fermée et qui n'offre pas d'issue possible.

Ainsi, toutes les fois qu'il s'agira de fonder une institution de perfectionnement, il faudra avant tout déterminer quel est le problème général dont cette institution devra atteindre la solution, et en vue duquel elle devra être organisée. C'est là la question primordiale, et qu'il faut avant tout résoudre : c'est là aussi la question difficile, car rien n'y saurait être arbitraire.

Lorsque l'on se borne à étudier le mouvement présent, et en quelque sorte superficiel, des hypothèses et des expériences, l'on ne voit que les parties d'un travail général qui s'opère, et l'on n'en sait ni l'ensemble ni le plan : on distingue beaucoup de tentatives différentes, beaucoup d'essais, mais on n'en aperçoit pas le lien commun. Ainsi un homme, jeté au milieu de l'activité d'un atelier où la division du travail est extrême, verra une multitude de pièces diverses, et remarquera un grand nombre d'ouvriers attachés chacun à une fonction particulière, sans qu'il lui soit possible de déterminer quel produit sera le résultat de la combinaison de toutes ces parties si différentes : si le point de départ et le but de l'œuvre ne lui sont d'avance connus, il lui sera impossible de comprendre la valeur fonctionnelle et les rapports de chacune des fractions dans lesquelles cette œuvre se décompose.

Il en est de même de l'œuvre scientifique : pour saisir les rapports qui unissent entre elles les spécialités différentes, c'est le but général de l'œuvre qu'il faut connaître : pour déterminer avec certitude la tendance et la marche générale des travaux, c'est à l'origine même de ces travaux qu'il faut remonter.

Cette origine et ce but, nous les avons déjà indiqués. Au seizième siècle, Descartes avait créé sa grande hypothèse : comme Pythagore, son analogue dans les temps antiques, il avait affirmé la cause inconnue, universelle, qu'il nomma Dieu : il avait assigné, comme origine des temps, l'acte par lequel Dieu créa la matière, et la doua de certaines forces essentielles, de certaines propriétés ; et, comme Pythagore, il avait envisagé l'universalité des phénomènes de notre monde matériel comme les conséquences nécessaires et mécaniques de cette force ainsi créée au principe des temps. Cette hypothèse fut l'origine de l'Académie des sciences. Le but de cette académie fut d'introduire dans toutes les directions scientifiques cette conception philosophique nouvelle : son moyen fut de traduire dans son organisation même la construction encyclopédique qui existait à l'époque de sa fondation, et de refaire, à son point de vue nouveau, toutes les catégories spéciales dans lesquelles était scindée la science encyclopédique, et que reproduisait son organisation même. Mais, parce que Descartes n'avait envisagé Dieu que comme le créateur d'une force initiale constante, et que l'ordre phénoménal actuel fut regardé par lui comme la conséquence mécanique inévitable de cette force première, la théorie de Descartes, ainsi traduite en œuvre dans l'atelier scientifique, devait nécessairement conduire à envisager cet ordre phénoménal comme un fait de l'ordre circulaire. Aussi l'Aca-

démie des Sciences a-t-elle parfaitement réussi à refaire
la science ancienne, en tout ce qui concerne les phénomènes de l'ordre circulaire, l'astronomie, la physique,
la chimie inorganique, etc. ; et ce travail a servi, mieux
que tout autre, à rendre manifeste l'existence d'un ordre
complètement distinct de phénomènes — les phénomènes de formation — dont l'hypothèse de Descartes ne
peut aucunement tenir compte, et que l'organisation
actuelle de l'Académie ne représente nullement. L'Académie a conclu, comme elle devait nécessairement conclure, à une contradiction : elle a épuisé dans toutes les
directions la donnée de Descartes, et elle a été conduite
à une immense lacune. C'est cette contradiction qu'il faut
faire disparaître : c'est cette lacune qu'il faut combler.

Toutefois, Messieurs, ne pensez pas que nous voulions
introduire, dans l'organisation même de l'Académie,
une unité quelconque. L'Académie, comme toute autre
institution, doit être essentiellement le moyen d'un but ;
et l'unité ne saurait jamais résider dans le moyen lui-
même : elle réside exclusivement dans la pensée qui dirige
ce moyen, et dans le but vers lequel il tend. D'ailleurs,
il ne faut pas oublier que cette contradiction générale
qui existe dans notre Académie n'est que l'expression,
fautive à la vérité, d'un contraste général qui domine tout
notre ordre phénoménal.

La science universelle se divise en trois grandes catégories : — la science des rapports de l'homme avec Dieu,
ou les *Sciences théologiques* : la science des rapports de
l'homme avec l'humanité, ou les *Sciences sociales* : la
science des rapports de l'homme avec le monde extérieur, ou les *Sciences naturelles*. Cette dernière catégorie,
qui seule doit nous occuper ici, se divise elle-même en
deux grandes sections : les *Sciences naturelles théoriques*,
qui ont pour but de déterminer les rapports des phéno-

mènes entre eux ; et les *Sciences naturelles pratiques*, qui ont pour but de placer ces phénomènes sous la dépendance de l'homme, ou, en d'autres termes, d'organiser les rapports des hommes avec le monde extérieur. Une *Académie des sciences*, telle que nous la concevons, doit représenter exclusivement les *Sciences naturelles théoriques* ; et, par conséquent, l'organisation de cette académie doit être telle, qu'elle reproduise exactement tous les rapports généraux qui constituent notre ordre phénoménal lui-même. Évidemment cette organisation serait parfaite, autant que peut l'être une institution humaine, si chacun des rapports généraux qui constituent cet ordre phénoménal était représenté au sein de l'académie par une catégorie spéciale de savants, et si l'importance relative de ces catégories était exactement proportionnelle à l'importance relative des rapports qu'elles expriment.

L'organisation que nous proposons de donner à l'Académie des sciences reproduira donc, aussi exactement que possible, la construction encyclopédique que nous avons établie dans notre deuxième leçon : — non pas que cette construction elle-même soit à nos yeux définitive et parfaite, mais parce qu'elle nous paraît représenter mieux que toute autre le fait universel ; et parce que, mieux que toute autre, elle permet de marcher vers une construction meilleure. Ainsi, le point de départ que nous assignons à l'Académie, c'est l'esquisse encyclopédique que nous avons tentée : le but que nous lui proposons, c'est la construction d'une encyclopédie parfaite : le moyen que nous lui indiquons, c'est une organisation telle, qu'elle puisse traduire au dehors toutes les phases de la science, en se modifiant elle-même à mesure que la science se modifie.

L'*Académie des sciences* devra donc être divisée en deux grandes classes : — la première classe comprendra toutes les sciences qui ont pour but de déterminer les effets de la force sérielle dans l'ordre physique : la deuxième classe comprendra toutes les sciences qui ont pour but de déterminer les effets de la force circulaire. Chacune de ces classes sera divisée en nombreuses sections.

Première Classe.

— La première section réunirait tous les savants qui s'occupent d'une manière générale de l'histoire et de la philosophie des sciences de formation. A cette section appartiendraient les savants généraux tels que Buffon, Lamarck, M. Geoffroy-Saint-Hilaire, etc., qui, n'appartenant réellement à aucune spécialité, ne peuvent être admis que furtivement, et à l'aide d'un titre usurpé, au sein de l'Académie actuelle.

— La deuxième section réunirait les savants qui étudient les effets de la force de formation dans le développement du globe terrestre. (*Géologie.*)

— La troisième section se compose des savants qui étudient les phénomènes de formation dans l'espèce animale. Cette section serait nombreuse. La théorie de la génération, l'ovologie, l'embryologie, la théorie des âges, la théorie des générations spontanées, l'histoire des monstruosités, l'organogénésie et l'histoire de la formation des tissus sans analogues, y rentreraient évidemment. Chacune de ces catégories de faits devrait être représentée par un savant spécial.

— La quatrième section serait formée des savants qui étudient les phénomènes de formation dans la série animale. Elle comprendrait l'anatomie comparée, et la palœontologie animale.

— La cinquième section serait composée des savants qui étudient les phénomènes de formation dans l'*espèce* et dans la *série* végétales. Elle comprendrait la *phyto-génie*, la phytologie comparée et la palœontologie végétale.

Nous croyons qu'il y a lieu de rechercher si, dans la production des espèces minérales, il ne se manifeste pas des phénomènes qui attestent l'existence de lois autres que les lois de la cristallisation, de la chimie inorganique et de l'électrologie. S'il en était ainsi, il faudrait ajouter à la première classe de l'Académie une sixième section.

— La sixième section serait formée de savants qui auraient pour but d'étudier les phénomènes de formation dans l'*espèce* et dans la *série* minérales. Elle comprendrait la théorie de la formation des minéraux, la minéralogie comparée et la palœontologie minérale.

Deuxième classe.

La deuxième classe de l'Académie des sciences devra nécessairement être divisée en deux ordres parfaitement distincts : — l'ordre des corps organisés et l'ordre des corps bruts. Cette division est motivée par deux considérations fondamentales : —1° cette classe renferme des savants qui travaillent avec des méthodes complètement différentes, et qui, à cause de cela, ne peuvent se comprendre : —2° elle représente deux ordres très distincts de phénomènes : —les phénomènes qui sont exclusivement régis par des forces de l'ordre circulaire ; et les phénomènes dans lesquels les lois circulaires sont constamment modifiées par des forces de formation. Chacun de ces deux ordres se sous-divise en nombreuses sections.

Nous divisons ainsi qu'il suit l'ordre des corps organisés :

La première section réunirait tous les savants qui s'occupent de l'histoire et de la philosophie de la science

des corps organisés, ainsi que tous les grands classifica-
teurs. À ces sections appartiendraient les savants généraux tels que Linnæus; Charles Bonnet, Albert de
Haller, Pallas, Bernard de Jussieu et M. Ducrotay de
Blainville.

Les autres sections comprendraient la physiologie
animale et végétale, l'anatomie générale, spéciale, pathologique, etc.; la chimie organique, végétale et animale; la zoologie; la phytologie; la médecine; l'art vétérinaire.

Nous divisons ainsi qu'il suit l'ordre des corps bruts :

La première section renfermerait tous les savants qui
s'occupent de la force circulaire, tous les historiens de la
science des corps bruts, et tous ceux qui travaillent spécialement au perfectionnement de l'instrument mathématique. À cette section appartiendraient les savants géné-
ralisateurs tels que Képler, Huyghens, Leibnitz, Newton,
Lagrange, Laplace et Réné Descartes lui-même, qui, par
une anomalie assez étrange, n'aurait aujourd'hui aucun
titre légitime pour être admis au sein d'une académie
dont il fut le véritable fondateur, puisque sa pensée l'a-
nima tout entière.

Les autres sections comprendraient la dynamique,
l'astronomie; la physique; la chimie inorganique; la minéralogie; la météorologie; la géographie physique.

Telle serait l'organisation que nous voudrions substi-
tuer à l'organisation actuelle de l'Académie des sciences.
Encore une fois, nous ne regardons pas cette organisation comme parfaite et définitive : c'est un plan général,
qui ouvre de nombreuses catégories de recherches, et qui
nous paraît reproduire, mieux que tout autre, l'état actuel de la science, ainsi que le fait extérieur dont cette

science n'est que l'expression. On pourrait réserver à l'Académie elle-même le soin de réformer et de modifier à chaque instant sa propre organisation;—de diminuer ou d'augmenter le nombre des membres de chaque section, suivant les nécessités du travail;—de supprimer complètement des sections, s'il en était qui fussent reconnues inutiles;—de créer des sections nouvelles toutes les fois qu'un rapport général nouveau serait découvert;—enfin de marcher sans cesse vers la construction d'une encyclopédie parfaite, en réalisant à chaque instant dans son propre sein tous les éléments de cette encyclopédie.

Il ne faut pas croire, toutefois, qu'une institution de perfectionnement ainsi organisée doive travailler *nécessairement*, et d'une façon en quelque sorte mécanique, à la découverte de rapports nouveaux. La découverte d'un rapport sera toujours le fait d'un seul individu, et ne pourra jamais être le résultat d'un travail collectif. Mais placée, par son organisation même, dans le passé et dans l'avenir, l'Académie serait juge compétente et souveraine de toutes les doctrines émises dans le monde savant; tandis que, par des questions de prix, elle indiquerait en même temps toutes les lacunes qui exigeraient des recherches nouvelles. Et tandis que, par ses sections historiques, elle pourrait éliminer toutes les théories sur lesquelles l'expérience du passé a déjà prononcé, elle pourrait encore, par sa classification encyclopédique, vérifier à chaque instant, et dans toutes les directions, toutes les théories qui lui paraîtraient mériter d'être ainsi jugées au contact des faits. Enfin, dans ses rapports annuels, elle pourrait sans cesse placer sous les yeux des savants l'histoire, les progrès et l'état actuel de la science, et tracer en même temps la voie de ses progrès futurs.

Ainsi le travail scientifique serait organisé sur une immense échelle: et aucun effort humain ne serait perdu;

car tout effort s'accomplirait dans un but déterminé et pour une fin prévue.

2° DES INSTITUTIONS D'ENSEIGNEMENT.

Créées pour transmettre les connaissances acquises, les institutions d'enseignement sont destinées à former trois ordres distincts de savants : les théoriciens, les praticiens, les professeurs. C'est donc en vue de ce triple but qu'elles doivent être organisées.

L'organisation complète du corps universitaire ne saurait nous occuper ici : qu'il nous soit permis toutefois, Messieurs, de vous tracer une esquisse historique de l'Université de Paris, parce que, dans l'histoire de cette institution puissante, nous puiserons d'utiles renseignements pour le but le plus immédiat de cette leçon, l'organisation de la Faculté de médecine.

Fondée dans le moyen-âge pour faire l'éducation des gouvernants, et destinée à former des hommes aptes à appliquer dans toutes les directions de l'activité sociale un système déterminé, l'Université de Paris dut nécessairement présenter un ensemble systématique dont toutes les parties correspondissent directement au but donné. Et il en fut, en effet, ainsi.

Comme l'indique son nom, l'Université de Paris enfermait dans son enseignement l'*universalité* des connaissances humaines; et ces connaissances étaient divisées en deux grandes catégories : — les sciences des rapports de l'homme avec Dieu et avec la société, ou les *Sciences Théologiques;* et les sciences des rapports de l'homme avec le monde extérieur, ou les *Sciences Physiques.* L'enseignement était encore sous-divisé en sept facultés : les quatre facultés des Arts, qui prirent les noms des quatre grandes nations européennes, la France, l'Angleterre, l'Espagne et l'Italie; et les trois facultés de théologie, de droit et

de médecine. Dans chacune de ces facultés différentes
étaient institués des grades qui répondaient à des degrés différents d'instruction, et qui rendaient aptes à des
fonctions sociales ou universitaires diverses : il paraît
certain que ces différents grades ne furent point institués
par des pouvoirs étrangers à l'Université elle-même.

La hiérarchie des grades était établie comme il suit
dans la Faculté de médecine.

Après deux années d'études en philosophie les *Scholares* étaient admis à prendre le titre de *Maîtres-ès-arts :*
ce premier pas était nécessaire pour arriver au *Baccalau-
réat-ès-médecine,* grade qui ne s'obtenait lui-même qu'a-
près un examen préalable. Quatre années d'études per-
mettaient au bachelier de commencer ses cours de licence:
cette troisième épreuve durait au moins deux années,
pendant lesquelles le candidat avait à subir quatre examens, à soutenir quatre thèses, et à faire un cours public. Alors le candidat pouvait aspirer au plus élevé de
tous les grades universitaires — à celui de docteur-régent : ce titre était conféré par la faculté elle-même ; et,
en le recevant, le candidat devait jurer d'observer stric-
tement tous les statuts de la corporation. Quant aux fonctions différentes qui étaient attachées à chacun de ces différents degrés universitaires, l'importance en était proportionnelle à la somme de connaissances que le grade
lui-même supposait : ainsi le bachelier-en-médecine ne
pouvait exercer la médecine que sous la surveillance immédiate d'un docteur-régent : le licencié-en-médecine
était autorisé à prendre le titre de *Médecin de Paris,* et à
exercer la profession médicale sans contrôle : enfin le
docteur-régent n'avait pas de supérieur possible soit dans
la hiérarchie universitaire, soit dans les fonctions sociales
sur lesquelles l'influence de l'Université s'étendait.

Chaque année, le premier samedi après la Toussaint, le
doyen en exercice convoquait en comité tous les docteurs-

régents de l'Université. C'était dans cette assemblée que l'on élisait le doyen de l'année suivante : c'était là que se délibérait le règlement de l'Université, et que se préparait la supplique pour les faits de police médicale : c'était dans cette assemblée encore que se faisait l'élection des professeurs qui devaient remplir les différentes chaires publiques de l'école. Les cours de la Faculté de médecine s'élevaient tantôt à six, tantôt à huit : ceux qui en étaient chargés étaient nommés à la pluralité des suffrages par la totalité des docteurs-régents, et leurs fonctions étaient annuelles.

Un rudiment d'académie existait déjà au sein de cette faculté. Douze docteurs se réunissaient de temps à autre sous la présidence d'un doyen pour s'occuper de travaux relatifs aux maladies régnantes et au traitement que ces maladies réclamaient, et pour débattre diverses questions de médecine théorique et pratique encore en litige dans la science. Il était tenu procès-verbal des discussions et des résultats : la collection de ces procès-verbaux était remise entre les mains des doyens. Ainsi a dû se former un recueil fort considérable d'observations qui seraient aujourd'hui du plus haut intérêt pour l'histoire de la science. Enfin six docteurs, réunis chaque samedi sous la présidence d'un doyen, donnaient aux pauvres des consultations gratuites auxquelles les élèves étaient tenus d'assister.

Le corps universitaire tout entier, *Scholares*, bacheliers, licenciés et docteurs, jouissait de nombreux priviléges et de grandes immunités ; mais le grade de Doyen de la faculté plaçait l'individu qui en était revêtu dans une indépendance complète de l'administration locale. Il n'aurait pu, en effet, avoir une indépendance complète dans le domaine de la science, s'il n'avait été complètement affranchi de toute considération personnelle ; aussi était-il placé sous la protection des tribunaux ecclé-

siastiques, et exempté de toutes les charges qui rele-
vaient directement du pouvoir temporel.

Cette organisation puissante du pouvoir enseignant,
fortifiée encore par des perfectionnements successifs, se
maintint à Paris pendant plus de trois cents ans, c'est-à-
dire jusque vers le milieu du seizième siècle. Il en résulta
que l'Université fut bientôt plus qu'une école : elle devint
un pouvoir ; et elle acquit toutes les prérogatives que
donne l'exercice des hautes fonctions sociales. Fille aînée
de l'Église, elle fut spécialement défendue par le Saint-
Siége ; et son indépendance fut protégée, même contre
l'Église de Paris, par la terreur des foudres de Rome, et
par les décrets des conciles et des papes. Plusieurs actes
de la Faculté de médecine furent adoptés par les rois de
France, et étendus par leurs ordonnances à tout le ter-
ritoire de leur domination ; et la Faculté elle-même, en sa
qualité de partie intégrante de l'Université, envoyait des
députés aux conciles. Ce fut à l'aide de cette puissante
protection que ce peuple nombreux de *Scholares* qui af-
fluaient à Paris de toutes les parties de l'Europe, et qui
quelquefois s'élevaient au nombre de quinze mille, put
se livrer sans réserve à l'étude des sciences, également
défendu contre les incertitudes du mouvement politique
et les violences du pouvoir temporel ; et de ces pauvres
écoliers, qui quelquefois étaient entretenus gratuitement
pendant toute la durée de leurs études universitaires,
sortaient de temps à autre des papes et des princes de
l'Église, des empereurs et des rois.

Mais cette puissance même de l'Université de Paris,
cette indépendance complète dans laquelle elle s'était
placée vis-à-vis le pouvoir temporel, fut toujours pour
celui-ci le sujet d'une inquiète jalousie ; et, à partir du
seizième siècle, l'histoire de l'Université n'est autre chose
que l'histoire des invasions incessantes, et sans cesse plus

complètes, du pouvoir temporel dans le domaine de l'enseignement public.

Au douzième siècle, les docteurs-régents de la Faculté de médecine, ainsi que les professeurs des autres facultés, étaient pour la plupart revêtus d'un caractère sacré ; et ce fut surtout à ce titre qu'ils purent envoyer des députés aux conciles, et qu'ils furent considérés comme faisant partie du pouvoir spirituel. Outre leurs fonctions universitaires les docteurs s'occupaient aussi de la pratique de la médecine, surtout comme médecins consultants ; mais ils regardaient certaines classes d'affections, et plus particulièrement encore certaines opérations chirurgicales, comme complètement interdites à leur caractère sacré. Ce préjugé donna lieu à une classe particulière d'opérateurs, placés complètement en dehors de l'enseignement universitaire, et qui se livraient exclusivement à la pratique des opérations manuelles et au traitement des affections réputées honteuses. Ces praticiens, dont les connaissances, en général fort limitées, étaient aussi complètement empiriques, se trouvaient en dehors de toute protection légale et de toute police, jusqu'en l'an 1311, époque à laquelle parut un édit de Philippe-le-Bel portant : Que nul, soit homme soit femme, ne pourrait exercer la chirurgie dans le vicomté de Paris, s'il n'était muni d'une permission (*licentia operandi*) signée de maître Pitard, chirurgien du roi au Châtelet, et s'il n'avait prêté serment entre les mains du prévôt.

L'édit de Philippe-le-Bel fut renouvelé en 1352. Mais le pouvoir royal n'était pas à cette époque assez puissant pour assurer l'exécution des dispositions pénales que l'édit renfermait ; et le corps des chirurgiens fut contraint de s'adresser à une autorité plus efficace que l'autorité royale — à l'Université de Paris :

— «*Recteur*, » est-il dit dans leur requête, « *et vous tous, nos très excellents seigneurs et maîtres, nous qui sommes vos très humbles serviteurs et disciples, nous venons vous prier le plus humblement qu'il nous est possible, etc. »*

La Faculté de médecine accéda à leur demande: elle accorda aux chirurgiens toutes les immunités dont jouissaient les simples étudiants de l'Université, « *ut veri scholares, non alias ;* » et elle s'engagea à poursuivre tous ceux qui exerceraient sans licence la profession de chirurgien, à condition que les chirurgiens eux-mêmes reconnaîtraient la juridiction de l'Université, et suivraient les cours qui y étaient professés.

Cependant les cours de la Faculté, presque exclusivement consacrés à la pathologie interne, étaient peu propres à former d'habiles opérateurs ; aussi les chirurgiens cessèrent-ils bientôt de les suivre avec régularité. Il en résulta des remontrances graves de la part de la Faculté, qui bientôt refusa d'accorder la licence à tous ceux dont la régularité ne serait pas suffisamment attestée par les registres d'inscription. D'un autre côté, dans la pratique, il s'élevait à toutes occasions des querelles d'amour-propre entre les médecins et les chirurgiens, qui se refusaient toujours à reconnaître la suprématie des membres de l'Université ; et ces discussions, quelquefois extrêmement aigres et sans cesse renaissantes, engagèrent enfin la Faculté de médecine à autoriser la corporation des barbiers à pratiquer la petite chirurgie, et à leur accorder dans ce but, avec le titre de *Scholares,* une instruction médicale primaire.

Le pouvoir temporel intervint pour agrandir la scission ainsi faite entre l'Université et le corps des chirurgiens ; et en 1640 un arrêt du parlement vint sanctionner les statuts du Collége de chirurgie, qui se trouva ainsi constitué sous la dépendance du pouvoir temporel, et complètement en dehors du contrôle de l'Université. A la même époque, on voit intervenir l'autorité du roi et des parlemens, tantôt pour confirmer les statuts de l'Uni-

versité et quelquefois aussi pour les enfreindre. Bientôt
la Faculté elle-même demandera pour ses actes de discipline la sanction du pouvoir temporel ; et dès l'année
1698, le parlement de Tournai rend un arrêt qui déclare :
— « *Que les magistrats peuvent, en considération des avantages qui en résultent pour le bien public, autoriser les personnes qui ont quelque méthode particulière de traitement
des maladies à exercer la médecine, bien que ces personnes
n'appartiennent pas à la profession dont ils exercent les
fonctions.* »

Dans ce même siècle, une institution d'enseignement
placée sous la dépendance immédiate du pouvoir royal,
et dont les professeurs portaient le nom de *Lecteurs du
Roi*, s'élevait et grandissait à côté de l'Université. L'enseignement de la médecine y était compris : du temps de
Henri IV, on y comptait déjà deux chaires de médecine,
une chaire de chirurgie, une chaire d'anatomie; et,
parmi ses premiers professeurs, on vit successivement
Vidius et Sylvius (J. Dubois). Enfin la fondation d'une
académie et d'une école de chirurgie au commencement
du 18e siècle, et l'établissement des écoles d'instruction
médicale dans les grands hôpitaux militaires par une
ordonnance royale, en 1747, achevèrent de ruiner le
crédit et la puissance de l'ancienne Faculté. Ainsi cette
haute juridiction dans tout ce qui était relatif à l'enseignement et à l'exercice de l'art médical, qui pendant
trois siècles s'était affermie par une série continue de
perfectionnements, s'échappa des attributions du pouvoir spirituel par une série également graduelle de
pertes qui se succédèrent pendant les trois siècles suivants, et passa tout entière dans les mains de l'administration locale. A l'époque de la révolution, dix-huit facultés étaient autorisées à recevoir des docteurs-en-
médecine : aussi la Convention nationale, en ordonnant
par son décret du 18 août 1792, la suppression de l'Uni-

versité, ne frappa réellement que sur un règlement sans valeur, et dont l'existence ne se manifestait plus que par des abus.

Cette esquisse historique est sans doute très-imparfaite, Messieurs; mais elle servira à vous faire comprendre deux propositions que nous regardons comme historiquement démontrées : à savoir : —

1° Que la puissance du corps enseignant commença à décroître du jour où le pouvoir temporel put intervenir, soit dans l'organisation intérieure, soit dans les actes extérieurs de ce corps.

2° Qu'il fut possible au pouvoir temporel d'étendre son influence sur le corps enseignant, dès lors qu'il lui fut possible d'établir en dehors de ce corps un enseignement plus complet que le sien.

Et de ces deux propositions nous nous regardons comme fondés à conclure :

1° Que l'Université ne possèdera la puissance légitime qui lui appartient comme corps enseignant, et qui est la condition la plus indispensable de ses fonctions, que lorsqu'elle sera complètement soustraite à l'influence du pouvoir temporel.

2° Que l'Université ne pourra conserver sa légitime indépendance qu'en accomplissant intégralement sa fonction comme corps enseignant, et en rendant ainsi complètement inutile, et partant complètement impossible, tout autre enseignement que le sien.

Nous ne pouvons exposer ici l'organisation complète du corps universitaire, telle qu'elle nous paraît devoir être établie pour répondre à toutes les conditions d'un enseignement scientifique complet. Il nous suffit d'avoir indiqué sommairement les conditions fondamentales auxquelles une semblable institution doit satisfaire; et nous passons immédiatement à l'organisation de l'une des facultés de ce corps — la Faculté de médecine.

Le projet d'organisation que nous allons vous présenter, Messieurs, paraîtra assurément fort sévère à la plupart d'entre vous : il paraîtra peut-être plus sévère encore à ceux qui sont appelés à vous diriger dans vos études. A cela nous n'avons qu'une seule réponse à faire : c'est que la fonction médicale est, après le sacerdoce, la fonction la plus grave, la plus importante que la société puisse confier à un homme : il faut donc, de toute nécessité, que cette fonction soit exclusivement confiée à des hommes d'une moralité irréprochable, d'une instruction générale fort étendue, d'une instruction spéciale complète. Et qu'on ne nous objecte pas que la réalisation d'une organisation semblable troublerait des existences et anéantirait des droits acquis : nous ne connaissons pas d'existence plus nécessaire que celle de la société elle-même : nous ne connaissons pas de droit plus imprescriptible que le droit que la société possède d'exiger de l'individu auquel elle confère une fonction, les conditions morales et intellectuelles que cette fonction suppose : nous ne connaissons pas de nécessité plus urgente que celle de faire cesser au plus vite l'effroyable scandale causé par l'ignorance et l'immoralité de quelques-uns des médecins que les facultés actuelles imposent à la société.

Sect. Ire. — *Du Baccalauréat-ès-Lettres.*

L'enseignement de l'Université dans les collèges royaux se termine aujourd'hui par un cours complet de philosophie, et par un cours de sciences qui embrasse les mathématiques élémentaires (les éléments de la géométrie et l'algèbre jusqu'aux équations du deuxième degré), la physique, la chimie, et, dans quelques cas, la zoologie. Cet enseignement est, par sa nature même autant que par sa durée, essentiellement incomplet ; et nous ne pensons pas qu'il soit, dans la majorité des cas, d'une grande utilité aux élèves qui y assistent. — La *Philosophie*, qui forme incontestablement la partie la plus importante de l'enseignement universitaire, est totalement négligée par la plupart des élèves, ainsi que l'on peut s'en convaincre par la déplorable ignorance dont témoignent, à cet égard, les examens du baccalauréat-ès-lettres : et ce résultat nous paraît attribuable, et à l'incrédulité que les professeurs eux-mêmes ne témoignent que trop souvent à l'égard de leur propre enseignement, et à la grande prépondérance que l'on a voulu donner, dans ces derniers temps, aux études mathématiques que l'on a exaltées comme seules positives. — La *Mathématique*, sur laquelle on insiste tant comme essentiellement propre à former, par la rigueur des procédés, la logique des élèves, la mathématique elle-même ne s'enseigne jamais dans notre université à titre de *méthode*, mais toujours à titre de *science* ; et il en résulte que l'élève n'en recueille jamais réellement aucun des avantages qu'il pourrait légitimement en attendre. Aussi, parmi ceux qui ont fait dans les colléges royaux même leurs *mathématiques spéciales*, il n'en est certes qu'un fort petit nombre qui pourraient exposer la nature des procédés logiques dont ils se sont servis dans leurs démonstrations : il en est à peine un seul qui pût développer et rendre compte de la méthode générale dont il a fait usage. — Enfin, quant à l'enseignement purement scientifique, il est véritablement nul, parce qu'il est impossible de donner en quelques leçons des notions suffisantes de chimie, de physique et de zoologie, à des élèves qui sont complètement étrangers à toute connaissance scientifique : — il est nul surtout, parce que le but

général que l'on se propose d'atteindre, et la méthode
dont on fait usage pour atteindre ce but, sont tous deux
également vicieux.

Nous proposons de modifier ainsi qu'il suit cette portion de l'enseignement universitaire.

La dernière année des études dans les colléges royaux
sera exclusivement consacrée à l'étude de la Philosophie
et de la Science de l'histoire.

• La Philosophie sera divisée en morale, en ontologie et
en logique.

Dans la logique rentrera, à titre de *méthode*, l'enseignement de la méthode mathématique, et des méthodes
de classification usitées en histoire naturelle, animale et
végétale.

L'enseignement de la science de l'histoire aura pour
but spécial de démontrer aux élèves l'existence de la loi
du progrès dans le développement des sociétés humaines, et de leur faire comprendre comment, en acqué-
rant une plus grande somme de liberté, les hommes
reçoivent en même temps une responsabilité plus grande,
et contractent envers la société de plus grandes obliga-
tions.

Nul ne pourra se présenter aux examens du baccalauréat-ès-lettres s'il n'a terminé ses études dans un collége approuvé par l'Université.

Tout candidat au grade de bachelier-ès-lettres sera
tenu de présenter au secrétaire de la faculté un certi-
ficat du proviseur du collége, qui constatera sa présence
aux cours pendant toute la durée de l'année scholaire,
ainsi que des certificats *écrits, rédigés* et *signés* par les
professeurs, qui constateront le degré d'aptitude et d'as-
siduité qu'il aura apporté à ses études. Il sera fait un
rapport sur ces certificats.

L'examen du baccalauréat-ès-lettres portera exclusivement sur les études classiques, philosophiques et historiques de l'élève. Il sera insisté d'une manière spéciale sur les questions de méthode. L'examen sera d'autant plus sévère que les certificats présentés par l'élève seront moins favorables.

Nous insistons beaucoup sur la nécessité qu'il y a d'introduire dans les colléges universitaires un enseignement historique et philosophique complet, et d'en exclure cet enseignement scientifique véritablement dérisoire qui s'y fait aujourd'hui. Il importe fort peu à la France que la majorité de ses enfants connaissent au juste les noms des corps simples admis par les chimistes, ainsi que la couleur de quelques précipités : il lui importe fort peu qu'ils aient été témoins de quelques expériences curieuses de photologie, d'électrologie ou d'acoustique, et qu'ils aient passé en revue quelques animaux mal préparés; mais il lui importe beaucoup, que tous ceux qui peuvent être appelés à diriger à un degré quelconque ses destinées, connaissent d'une manière générale l'histoire du développement des arts, des sciences, des institutions sociales et politiques : il lui importe beaucoup qu'ils apportent à toutes ces questions un sentiment commun, une méthode commune : — et c'est là précisément ce que ne donne pas l'enseignement universitaire aujourd'hui établi. D'ailleurs, pour tous ceux qui comprennent la tendance des études historiques depuis quelques années, il doit être évident qu'une instruction historique complète devra, avant longtemps, former la base indispensable de toute instruction scientifique spéciale.

SECT. II. — *Des Écoles Scientifiques Préparatoires.*

Il sera fondé, dans chaque chef-lieu de département, une *École scientifique préparatoire.*

Nul ne pourra être admis dans ces écoles s'il n'est porteur d'un diplôme de bachelier-ès-lettres.

La durée des études dans ces écoles sera d'un an.

A la fin de l'année, un concours *éliminera* les deux tiers des élèves.

Les élèves éliminés seront admis aux examens du baccalauréat-ès-sciences.

Les élèves qui n'auront point été éliminés par le concours, ou qui auront été refusés à leurs examens, devront recommencer leur année d'étude.

Ceux qui, après trois années consécutives, seront reconnus incapables, seront renvoyés des écoles préparatoires.

L'enseignement, que nous désirons voir établi dans les *Écoles scientifiques préparatoires*, ne serait, en aucune façon, un enseignement spécial : — ce serait, au contraire, un enseignement complètement encyclopédique, destiné à embrasser les généralités de toutes les sciences, et à montrer les rapports différents que celles-ci présentent entre elles. Un enseignement semblable ne peut être fait, à ce qu'il nous paraît, que d'un point de vue génésiaque, et en procédant de la cause universelle, Dieu, à notre ordre phénoménal actuel, en affirmant successivement les forces que Dieu a créées, les lois auxquelles ces forces sont soumises, et les phénomènes dans lesquels ces forces se manifestent. — Ainsi l'on exposerait d'abord les phénomènes principaux que présente notre système planétaire (*Astronomie*); et l'on réfuterait toutes les doctrines philosophiques et cosmogoniques qui ont eu pour but de présenter cet ordre admirable comme une conséquence fatale des propriétés essentielles de la matière. — Alors, prenant notre sphéroïde terrestre en particulier, on remonterait aux premières époques géologiques, et l'on montrerait notre terre soumise à des forces de l'ordre purement circulaire, dont on chercherait les lois générales et les principaux phénomènes (*Physique : Chimie inorganique*). — Puis, assistant en quelque sorte aux différentes transformations que notre globe a subies, on montrerait comment Dieu a successivement créé des formes organiques nouvelles, en leur assignant à chacune des fonctions nouvelles et spéciales ; et l'on exposerait ainsi, d'une manière également sommaire et philosophique, la *phytologie*, la *zoologie*, l'*anatomie* et la *physiologie générale et comparée.* — Enfin l'on étudierait l'état actuel de notre globe : on examinerait la distribution relative actuelle des terres et des mers, la position et la direction des grandes chaînes de montagnes et des volcans, la position des lignes isothermes et magnétiques, la direction des grands courants marins et atmosphériques, la délimitation relative des espèces animales et végétales, etc. ; et l'on exposerait les principaux phénomènes météorologiques et volcaniques, les tremblements de terre, etc. (*Géographie physique, botanique, zoologique : Météorologie.*)

Tel serait, à quelques modifications près, le plan général des études dans les *Écoles scientifiques préparatoires.* Nous croyons que ce plan est facilement réalisable : nous croyons qu'il donnerait aux élèves une instruction scientifique infiniment supérieure, sous tous les rapports, à celle qu'ils reçoivent aujourd'hui dans les divers établissements universitaires ou extrà-universitaires : nous croyons aussi qu'il en résulterait, pour la génération qui s'élève, une amélioration morale considérable. Nul homme, nous en avons la conviction profonde, nul homme, après avoir été frappé dès ses plus jeunes années au coin de cet immense tableau, ne pourra consentir à consacrer sa vie aux misérables calculs de l'intérêt purement personnel ; car il résultera de tout l'ensemble de cet enseignement que le dévouement et le sacrifice sont les premiers devoirs de l'homme : qu'il ne peut être utile et moral qu'à ce titre : qu'en dehors de là il descend volontairement au rang des brutes, et mérite d'être traité impitoyablement comme elles. De cet enseignement à la fois scientifique et moral, et basé sur tout l'ensemble des connaissances humaines, il devra nécessairement résulter pour l'élève une conviction telle, que nul enseignement contraire ne pourra l'ébranler dans la ligne du devoir, qui lui sera ainsi démontré par tout le passé de l'humanité et du monde lui-même. Bacon a dit avec vérité : « qu'un peu de philosophie rendait athée, mais que beaucoup de philosophie ramenait à Dieu: » aussi croyons-nous que les jeunes hommes ainsi élevés seront à la fois religieux, dévoués et instruits: ils seront de plus suffisamment préparés à toutes les carrières scientifiques qui pourront leur être ouvertes, car chacune d'elles est fondée sur l'étude spéciale de quelques-unes des généralités qui leur auront été exposées.

SECT. III. *De la Faculté de Médecine.*

Toutes les facultés de médecine, autres que la Faculté de Paris, toutes les écoles secondaires de médecine, civiles ou militaires, sont supprimées.

La Faculté de médecine de Paris a seule le droit de conférer des diplômes de *Docteur-en-médecine.*

Nul ne pourra être admis à suivre les cours de la Faculté de médecine, s'il n'est muni d'un diplôme de *Bachelier-ès-sciences.*

Nul ne pourra exercer en France une fonction médicale quelconque, s'il n'est muni d'un diplôme de *Docteur-en-médecine.*

Tous les élèves, sans exception aucune, seront tenus d'assister à toutes les leçons de la Faculté ; mais ils ne devront suivre que les cours de leur année d'étude. Leur présence aux leçons sera constatée par des préposés de la Faculté.

Les élèves qui, dans le trimestre, auront manqué un nombre déterminé de leçons, seront forcés de recommencer leur trimestre pour être admis aux examens.

A chaque chaire seront attachés des agrégés en nombre variable suivant les nécessités du cours : — ainsi les cours d'anatomie et de chimie réclameront plus d'agrégés que les cours de phytologie et de zoologie, etc. etc.

Chacun de ces agrégés aura sous sa surveillance immédiate un nombre limité d'élèves.

Les fonctions des agrégés seront de deux ordres :

1° Ils devront diriger dans leurs études les élèves placés sous leur direction, en leur faisant rédiger et répéter les leçons de la Faculté : — en leur indiquant les ouvrages dans lesquels ils doivent puiser des renseignements et des développements : — en dirigeant leurs études anatomiques, leurs manipulations chimiques, leurs études pratiques en phytologie, en zoologie, etc. etc.

2° Ils exerceront sur les élèves une surveillance morale ; et ils seront chargés de faire à l'Université des rapports, et sur la conduite morale, et sur l'instruction scientifique des élèves qui leur sont confiés.

Afin que cette surveillance morale soit plus facile et plus complète, nous proposons d'assigner aux élèves de la Faculté de médecine un costume obligatoire : ce costume pourrait consister en une robe noire, comme dans les universités de Cambridge et d'Oxford ; en un uniforme particulier, comme pour les élèves de l'école polytechnique ; en une marque distinctive quelconque, comme la palme des élèves de l'École normale, etc. etc.

Ce n'est point une manie puérile, qui prend l'uniformité pour l'ordre, qui nous pousse à demander cette modification importante dans l'organisation actuelle des facultés de médecine. A nos yeux, la plus grande faute qu'un homme politique pût commettre, serait une tentative de décentraliser la France ; et certes il n'existe pas de moyen de décentralisation plus puissant que la décentralisation de l'enseignement. Il y a de plus, pour le corps médical lui-même, un très-grand mal à ce que des facultés rivales, et qui enseignent souvent des doctrines contraires, puissent conférer les mêmes diplômes : il y aurait, au contraire, un avantage très-grand à ce que tous les membres du corps médical fussent enseignés dans les mêmes doctrines et acceptassent une même méthode.

La suppression des écoles secondaires de médecine ne saurait, ce nous semble, rencontrer d'objections sérieuses : elles constituent évidemment, dans l'organisation actuelle de nos facultés, un double emploi complètement inutile : dans l'organisation que nous proposons d'établir, elles seraient remplacées avec grand avantage par les *Écoles scientifiques préparatoires.*

Enfin le titre d'*Officier-de-santé*, que l'on confère encore aujourd'hui, et qui, quoi qu'on en dise, donne réellement tous les droits d'un diplôme de docteur-en-médecine, est un abus ridicule qui demande à être immédiatement réformé : il nous paraît inouï qu'on ait pu laisser subsister aussi longtemps une institution en faveur de laquelle on ne peut avancer, en dernière analyse, d'autre argument que celui-ci : il faut être moins instruit pour guérir un habitant de la campagne que pour guérir un habitant des villes.

Sect. IV. *Du Premier degré d'Instruction médicale.*

Les deux premières années d'études médicales seront consacrées à l'étude des sciences, que l'on peut appeler *élémentaires* en médecine : *la chimie organique et inorganique ; l'anatomie humaine et comparée ; la phytologie ; la zoologie.* Ces sciences devront être enseignées au point de vue de la pratique médicale, bien plus qu'au point de vue spéculatif : elles devront surtout être enseignées comme auxiliaires des sciences physiologiques, et nullement comme pouvant fournir des données absolues étrangères aux lois de la physiologie, et indépendantes d'elles. Il ne faut point oublier que la physiologie forme la seule base rationnelle des sciences médicales, et que, vis-à-vis d'elle, toutes les autres spécialités scientifiques ne sont que des moyens.

Nous rayons des cours de la Faculté de médecine, le cours de physique. Les connaissances de physique, que l'élève aura puisées dans les écoles préparatoires, suffiront et au delà à toutes les nécessités de l'enseignement médical. Quant à l'introduction de la physique proprement dite parmi les sciences médicales, autant vaudraitil, ce nous semble, y introduire l'astronomie.

Après deux années d'études, les élèves seront admis à un concours qui en éliminera les deux tiers.

Les élèves éliminés par le concours devront subir quatre examens : — un examen de chimie, théorique et pratique : un examen d'anatomie, théorique et pratique : un examen de phytologie : un examen de zoologie.

Les élèves qui n'auront point été éliminés par le concours, ou qui auront été refusés à leurs examens, devront recommencer une nouvelle année d'études.

Les élèves admis prendront le titre de *Bachelier-enMédecine.*

SECT. V. *Du Deuxième degré d'Instruction médicale.*

Les bacheliers-en-médecine seront seuls admis à suivre les cours du deuxième degré.

Ces cours seront exclusivement consacrés aux sciences physiologiques, et à l'histoire des doctrines et des sciences médicales.

Les sciences physiologiques nous semblent devoir être successivement exposées aux élèves sous deux formes différentes : — elles seront exposées d'abord au point de vue des lois générales de la physiologie : ainsi, sous les lois de l'ordre circulaire seront exposées la circulation, la respiration, la nutrition des organes, la sécrétion, etc.: sous les lois de l'ordre sériel seront exposés tous les phénomènes de formation, l'organogénésie, l'embryogénie, les phénomènes des âges, etc. etc. — elles seront exposées ensuite du point de vue des fonctions organiques : ainsi l'on examinera successivement les fonctions de nutrition, les fonctions de locomotion, les fonctions de relation, les fonctions de reproduction, etc.

L'histoire de la médecine doit embrasser l'histoire de toutes les sciences médicales. Ce cours doit être fait dans le but de démontrer comment les doctrines philosophiques et scientifiques ont successivement modifié les sciences médicales, et constitué ainsi des doctrines médicales particulières; et comment ces doctrines ont à leur tour engendré des méthodes thérapeutiques nouvelles. A cette histoire des doctrines médicales pourrait être ajoutée une histoire des grandes épidémies, et, si faire se pouvait, une histoire des constitutions médicales. Enfin, une esquisse rapide des institutions médicales, et une analyse abrégée des principaux travaux des grands médecins, depuis Galien surtout, termineraient et compléteraient ce cours.

La création d'une chaire d'histoire médicale nous paraît d'une haute importance : en donnant aux études une direction véritablement scientifique, elle associera les travaux du présent et de l'avenir aux travaux du passé; et elle contribuera beaucoup à diminuer le scepticisme qui n'existe que trop communément parmi les médecins aujourd'hui , en leur donnant la clef de toutes les divergences qui les choquent, et qui tendent à jeter de l'incertitude sur les conclusions de la science médicale elle-même. Enfin , et ce sera là sa grande utilité , elle servira à circonscrire nettement, et à déterminer, le terrain des découvertes nouvelles.

Les fonctions des agrégés seront les mêmes que dans les précédentes années.

A la fin des cours , un concours fera le départ entre les élèves qui devront être admis aux examens, et ceux qui devront recommencer une nouvelle année d'études.

Les élèves éliminés par le concours auront à subir deux examens : — un examen de *Physiologie* et un examen d'*Histoire médicale*.

Les élèves qui passeront leurs examens d'une manière satisfaisante prendront le titre de *Licencié-en-Médecine*. Les autres suivront, pendant une année encore, les cours de la Faculté sous la direction de leurs anciens chefs d'étude.

Sect. VI. *De la Thèse.*

Il sera dressé, soit par les professeurs et les agrégés de la Faculté de médecine, soit par les membres de l'Académie de médecine , soit enfin par la section de médecine de l'Académie des sciences , une liste fort étendue de questions médicales, entre lesquelles les licenciés-en-médecine seront appelés à choisir un sujet de thèse.

Ces questions devront toujours porter sur quelques-unes des innombrables lacunes qui existent dans les sciences médicales.

Les questions choisies par les licenciés seront retirées de la liste.

Toute thèse devra être , autant que possible , divisée

en trois parties. — La première partie , purement historique , devra être consacrée à poser la question sous le
véritable point de vue : à analyser les efforts qui ont déjà
été tentés pour en obtenir la solution : à indiquer la direction des recherches qui restent encore à faire. — La
deuxième partie , spéculative et expérimentale, renfer-
mera l'exposition des recherches que l'élève a faites pour
la solution de la question proposée , ainsi que l'indica-
tion des méthodes et des procédés dont il a fait usage.
— Enfin , la troisième partie , purement dogmatique ,
résumera en des propositions formelles les conclusions
générales auxquelles l'élève est parvenu.

Il sera nommé un comité d'agrégés chargé d'examiner
les thèses des licenciés.

Toute thèse qui sera reconnue avoir une valeur véritablement scientifique sera imprimée aux frais de la
Faculté de médecine ; et la question ne sera point remise
sur la liste pendant un espace de temps plus ou moins
considérable.

La latitude qui jadis était laissée aux élèves dans le
choix , la disposition et l'étendue de leur thèse , présentait de graves inconvénients , dont le moindre était peut-
être d'offrir un choix illimité à des élèves qui , pour la
plupart , étaient réellement incapables de choisir même
dans des limites fort restreintes. La forme adoptée aujourd'hui, forme qui abolit tout choix et qui contraint
l'élève de traiter une question désignée par le sort , offre
des inconvénients non moins graves , et dont le moindre
n'est pas de faire produire en pure perte pour la science
à peu près tous les travaux des élèves de la Faculté. En
effet : astreint à traiter une question qu'il n'a point spécialement étudiée , ou à chercher la solution d'un problème vers lequel ses études précédentes n'ont point été
spécialement dirigées , l'élève se borne presque cons-

tamment à rechercher dans les travaux de ceux qui l'ont précédé les matériaux de la question qu'il est appelé à traiter, ou la solution du problème qui lui est donné à résoudre; et son travail, qui se produit ainsi sans utilité aucune pour la science, ne sert tout au plus qu'à constater chez lui l'existence d'un talent de rédaction plus ou moins remarquable.

Le projet que nous proposons nous paraît obvier à tous ces inconvénients, et présenter en même temps de grands avantages. La liste des questions de thèse étant dressée par le corps enseignant lui-même, la Faculté pourra conduire, dans la direction qui lui paraîtra la plus féconde, les recherches des élèves. Cette liste étant fort étendue, et embrassant tout le domaine des sciences médicales, l'élève pourra toujours choisir la question qu'il se saura le plus apte à traiter; et il aura la certitude qu'en consacrant son travail à l'élucidation de cette question, il ne travaillera pas en vain à une œuvre déjà faite. La méthode historique que nous désirons voir imposée à toutes les thèses, tendra à donner à l'esprit de l'élève une direction véritablement scientifique, et servira en même temps à constater l'étendue de ses connaissances historiques et la portée philosophique de son esprit. L'uniformité qu'une méthode commune imprimera nécessairement à tous ces travaux, tout en laissant à l'élève la latitude nécessaire pour traiter sa question telle qu'il la comprend, en fera des monographies spéciales faciles à consulter en toute occasion. Enfin, la certitude que son travail, s'il est jugé utile, sera imprimé aux frais de la Faculté, engagera l'élève à donner à ce travail tout le développement qu'il jugera nécessaire.

SECT. VII. — *Du Troisième degré d'Instruction médicale.*

Il sera fondé, dans la plupart des grandes villes de

France, des hôpitaux d'instruction médicale (des *Écoles médicales d'application*), qui, pour leur organisation médicale, seront sous la dépendance immédiate de la Faculté de Paris.

Deux professeurs de la Faculté exerceront une haute surveillance sur la police médicale de chacune de ces *Écoles d'application*.

Le service de ces hôpitaux sera exclusivement fait par des agrégés de la Faculté.

Chaque agrégé aura un service de vingt-cinq lits au moins, de cinquante lits au plus.

Chaque agrégé aura sous sa surveillance immédiate six licenciés-en-médecine.

Nul ne sera admis dans ces hôpitaux s'il n'est parvenu au grade de licencié.

Chaque licencié sera affecté au service d'un nombre déterminé de malades.

Le service des licenciés-en-médecine consistera :

1° A rédiger les observations de tous les malades qui leur seront confiés, sans aucune exception. Les observations devront être signées de l'agrégé et de l'élève : elles seront rédigées en partie double ; l'une des copies sera envoyée aux archives de l'Académie de médecine, où elle concourra à former la base d'une statistique médicale qui ne sera plus complètement dérisoire ; l'autre copie sera déposée aux archives de la Faculté de médecine, pour concourir à former le dossier de l'élève qui l'aura rédigée.

2° A faire tous les pansements et toutes les opérations de petite chirurgie. (Le service qui est aujourd'hui confié aux internes et aux externes en médecine et en chirurgie.)

3° A faire toutes les préparations pharmaceutiques *magistrales* que le service des malades réclame. (Le service qui est aujourd'hui confié aux internes en pharmacie.)

Il sera fait, dans ces *Écoles d'application médicale*, des cours qui seront distribués ainsi qu'il suit :

Clinique interne		Clinique externe	
Pathologie interne	} 1 cours.	Pathologie externe	} 1 cours.
Thérapeutique médicale		Thérapeutique chirurgicale	

Accouchements | 1 cours.	Matière médicale	} 1 cours.
	Thérapeutique générale	

Nul licencié-en-médecine ne devra rester plus de six mois dans le service du même agrégé.

A la fin de la deuxième année, un concours fera le départ des licenciés qui pourront être admis immédiatement aux examens, et de ceux qui devront faire une troisième année de *Stage*.

Les licenciés éliminés par le concours subiront quatre examens répondant aux divers cours qu'ils ont dû suivre pendant leur stage.

Ceux qui auront passé leurs examens avec avantage seront appelés à subir leur thèse.

Après cette dernière épreuve, l'élève recevra le titre de *Docteur-en-médecine*.

Sect. VIII. — *Des Agrégés.*

Tout docteur-en-médecine, qui voudra concourir pour l'agrégat, devra se faire inscrire à la Faculté de médecine, en indiquant la chaire à laquelle il désire être agrégé.

A dater du jour de l'inscription il devra professer, dans un amphithéâtre de la Faculté qui sera mis à sa disposition à cet effet, un cours public et gratuit qui embrassera tout l'enseignement de la chaire à laquelle il désire être agrégé.

Ce cours devra durer deux années scholaires : il sera composé de deux leçons par semaine.

Le cours tout entier devra être rédigé par le professeur ; toutefois, les leçons devront être orales.

Les professeurs de la Faculté devront assister de temps à autre aux leçons : ils en feront leur rapport à la Faculté.

Tout docteur-en-médecine de la Faculté de Paris, qui aura fait pendant deux années consécutives, dans un amphithéâtre de la Faculté, un cours public et gratuit, et qui se sera conformé aux conditions ci-dessus énoncées, sera admis à concourir pour l'agrégat.

Il sera nommé un comité d'agrégés pour examiner les titres des divers postulants, et pour en faire leur rapport.

Ces titres seront composés : 1.° des procès-verbaux de tous les examens subis par le postulant : 2° des observations médicales recueillies par le postulant pendant son stage : 3° des notes que le postulant a rédigées pour son cours : 4° des rapports des professeurs qui ont assisté aux différentes leçons de ce cours : 5° de ses ouvrages, etc.

Il sera dressé une liste suffisamment étendue de questions, parmi lesquelles chaque postulant devra choisir un sujet de thèse.

Il sera accordé aux candidats un temps suffisant pour que leur thèse puisse être traitée avec tous les développements convenables.

La thèse de chaque candidat sera discutée par tous ses concurrents.

Les juges du concours, exclusivement composés de professeurs et d'agrégés, nommeront sans appel et sans sanction.

Les agrégés sont nommés pour un temps limité.

Les agrégés de la Faculté seront suffisamment rétribués pour qu'il leur soit possible de consacrer tout leur temps à l'instruction des élèves qui leur sont confiés : aussi toute clientelle leur sera-t-elle interdite.

Nous ne saurions trop insister sur les fonctions des agrégés, parce que ces fonctions nous paraissent d'une nécessité et d'une importance extrême. On ne se fait pas une idée de la quantité de jeunes gens qui, rebutés par les dégoûts d'un travail ingrat, entrepris sans méthode et mal dirigé, vont oublier les dégoûts de leurs pénibles études au milieu des folles joies de la débauche, et reportent ensuite un cœur et des habitudes dépravées au sein des familles, où les fait appeler la confiance qu'inspire un titre qu'ils ont usurpé. Il faut être arrivé seul, sans conseil et sans guide, au milieu du désordre des facultés actuelles, pour concevoir toute l'économie de temps, et tous les avantages moraux, qui peuvent résulter pour les élèves et pour la société d'une direction sage et bien entendue confiée à des hommes probes et instruits. Ces hommes, vivant constamment avec les élèves, leur communiquant, à l'aide des conseils de l'intimité, et les préceptes moraux et les principes scientifiques les plus propres à en faire des médecins honnêtes et savants, pourraient changer complètement la génération médicale qui s'élève, et qui, pour son honneur et pour le repos de la société, ne ressemblerait en rien à celle qui existe aujourd'hui.

Sect. IX. — *Des Professeurs.*

Les professeurs de la Faculté de médecine seront nommés pour un temps limité.

Lorsqu'une chaire vient à vaquer, les agrégés auprès de cette chaire nomment parmi eux, sans concours, sans appel et à la simple majorité, l'agrégé qui leur paraît le plus propre à remplir les fonctions de professeur.

Les fonctions des professeurs sont les suivantes :

Ils font des cours auxquels tous les élèves doivent assister, ainsi qu'il a été dit, et que les agrégés doivent développer, expliquer et faire répéter à ces mêmes élèves. Ils maintiennent ainsi l'unité de l'enseignement.

Ils président à tous les examens.

Ils président aux concours pour l'agrégat.

Ils assistent irrégulièrement aux cours des docteurs-en-médecine qui enseignent dans les amphithéâtres de la Faculté.

Ils exercent une haute surveillance sur la police médicale des écoles d'application.

Telle est l'organisation que nous désirons voir établir dans la Faculté de médecine. Nous n'avons aucunement l'espoir qu'une constitution du corps enseignant, qui commande tant et de si grandes réformes, puisse être adoptée intégralement et sans transition aucune : nous la présentons, non comme un projet qui doive être mis à une exécution immédiate, mais comme un résultat définitif qu'il faudra atteindre par de longs, par de pénibles efforts : nous la présentons encore, non comme une organisation parfaite dans la sous-division et la distribution des détails, mais comme une organisation fondée sur les bases qu'il faudra bien un jour adopter dans les facultés enseignantes. Il est tellement évident que les *Institutions d'enseignement* doivent avoir pour but unique l'éducation et l'instruction la plus complète et la plus solide des élèves : il est tellement évident que les facultés de médecine ont de plus une responsabilité sociale extrême, en ce qu'elles confèrent un diplôme et un titre en vertu desquels s'exerce une véritable magistrature : il est tellement évident, enfin, que les facultés enseignantes qui existent aujourd'hui ne répondent, en aucune façon, à ce double intérêt de l'élève et de la société, qu'il faudra bien un jour porter la réforme jusque dans le principe même de cette organisation vicieuse ; et alors force sera bien d'adopter quelque organisation semblable à celle que nous venons d'exposer.

Le mode que nous proposons de suivre dans la nomination aux fonctions d'agrégé et de professeur, nous paraît être celui qui répond le plus directement et le plus complètement au but que l'on doit avant tout se proposer d'atteindre : — celui de donner aux élèves, pour guides et pour directeurs dans leurs études, des hommes probes et honnêtes, dont les habitudes soient studieuses, dont la méthode scientifique soit bonne, dont l'instruction soit générale et solide, et qui, de plus, soient aptes à transmettre aux élèves les connaissances qu'ils possèdent. Or, nous croyons que ce but sera pleinement atteint par les conditions diverses auxquelles nous avons soumis la nomination des agrégés. Les *Titres antérieurs* qu'ils devront soumettre au comité du concours répondront des habitudes studieuses des candidats depuis huit années consécutives au moins, et témoigneront en même temps de l'étendue et de la solidité de leur instruction médicale. Leur *Thèse*, soumise aux conditions que nous avons indiquées, servira à constater avec une exactitude suffisante, et les méthodes qu'ils appliquent aux recherches scientifiques et l'aptitude qu'ils apportent à la discussion et à la démonstration des propositions. Enfin les *Rapports*, adressés à la Faculté par les professeurs différents chargés de surveiller leurs leçons publiques, établiront, et au-delà, leur aptitude à transmettre leurs connaissances par l'enseignement oral.

Quant à l'élection des professeurs, elle ne nous paraît présenter aucune difficulté réelle. Évidemment ceux qui ont été agrégés pendant plusieurs années auprès d'une chaire, dans les conditions que nous leur avons assignées, sont aussi ceux qui sont les plus propres à remplir les fonctions de professeur à cette même chaire : évidemment encore, les agrégés eux-mêmes sont plus aptes que tout autre à nommer parmi eux l'homme le plus capable d'accomplir ces mêmes fonctions.

Enfin, il faut que les fonctions de professeur et d'agrégé soient *temporaires* et *révocables*, afin que ceux qui les occupent soient contraints d'y employer une activité incessante, et de se maintenir constamment au niveau de la science, afin d'en pouvoir diriger l'enseignement : — il faut que ces fonctions soient suffisamment *rétribuées*, afin que ceux qui les occupent puissent y consacrer tout leur temps : — il faut enfin que ces fonctions soient rendues complètement *incompatibles avec toute clientelle*, afin qu'elles ne puissent jamais devenir, entre les mains d'hommes peu scrupuleux, un moyen de plus pour accroître et pour exploiter la faveur publique (1).

3° DES INSTITUTIONS D'APPLICATION.

L'organisation des institutions de perfectionnement, telle que nous l'avons exposée au commencement de cette leçon, exige la création d'un nouvel ordre d'institutions scientifiques, qui ne sont aujourd'hui représentées en France que par le seul corps du génie : ces insti-

(1) La plupart des idées que nous exposons ici avaient déjà été présentées et développées par nous et par notre ami, M. A. Boulland, dans le JOURNAL DES PROGRÈS DES SCIENCES MÉDICALES, aux articles suivants : — *De la Faculté de Paris* : tom. I, pag. 223 : — *Des Corps savants* : tom. IV, p. 233 et tom. VIII, p. 216 : — *Des Institutions médicales* : tom. VIII, p. 212 : — *De l'Élection aux emplois scientifiques* : tom. XV, p. 209 : — et dans la première série du journal L'EUROPÉEN, aux articles suivants : — De la *Pédagogique*, tom. I, p. 163-195 : — *De l'Organisation des Ecoles de médecine* : tom. I, p. 260.

tutions auraient pour but de former, d'après les données théoriques de la science spéculative, les conceptions spéciales qui sont destinées à servir de bases directes aux procédés généraux de la pratique.

Entre les savants proprement dits, c'est-à-dire ceux qui s'occupent exclusivement à déterminer l'ordre de succession et la loi de génération des phénomènes, et les directeurs des travaux industriels, c'est-à-dire ceux qui s'occupent exclusivement à placer dans la dépendance de l'homme le monde extérieur, il doit nécessairement intervenir une classe intermédiaire, la classe des *ingénieurs*, dont la destination spéciale serait de déduire les conséquences pratiques des principes théoriques, et d'organiser les relations de la science spéculative et de l'application. N'ayant pas pour but immédiat le perfectionnement des connaissances scientifiques, la classe des ingénieurs accepterait comme constantes les données générales de la science, telles qu'elles seraient établies par les institutions de perfectionnement ; et elle traduirait ces données générales en des formules ou des procédés de détail qui concluraient immédiatement à des pratiques directes : — et, d'un autre côté, cette même classe des ingénieurs recueillerait tous les résultats généraux établis d'une manière purement empirique par la pratique journalière ; et elle transmettrait ces résultats aux institutions de perfectionnement chargées d'en déterminer les lois.

Ce travail intermédiaire entre la théorie pure et la pratique directe, qui est l'une des nécessités les plus urgentes de notre état social, n'est aujourd'hui organisé d'une manière complète dans aucune direction scientifique. Dans les arts industriels les plus avancés, il en existe seulement quelques éléments imparfaits qui permettent d'entrevoir, jusqu'à un certain point, l'immense développement auquel de semblables institutions pour-

raient atteindre, et l'influence puissante qu'elles exerceraient sur l'ensemble des opérations industrielles. Il est
facile de voir aussi combien l'organisation d'un système
complet d'institutions d'application offre aujourd'hui de
difficultés à vaincre, puisque les éléments mêmes de
toute institution semblable manquent presque totalement. L'éducation scientifique d'un ingénieur n'est aucunement celle d'un savant : il ne s'agit plus ici de déterminer des rapports nouveaux dans un ordre donné
de phénomènes, mais bien de faire converger toutes les
découvertes faites dans toutes les spécialités scientifiques
vers une pratique unique, puisque tous les arts industriels un peu étendus empruntent des résultats à toutes
les sciences principales. Ainsi, pour n'en citer qu'un seul
exemple, la théorie complète des productions agricoles
exigerait des connaissances fort étendues en chimie, en
physique, en physiologie végétale et animale, en météorologie, et même en astronomie; et toute découverte capitale, faite dans l'une quelconque de ces différentes catégories scientifiques, pourrait avoir des conséquences
pratiques fort importantes pour la meilleure culture des
terres.

Les *Institutions d'application* peuvent être divisées en
deux classes : — celles qui ont pour but de placer le
monde extérieur dans la dépendance de plus en plus
complète de l'homme; et celles qui ont pour but de conserver l'instrument matériel de l'homme lui-même. Nous
n'avons point à nous occuper ici des institutions de la
première classe : elles nous entraineraient à des discussions trop étendues et trop étrangères au but spécial de
ce cours. Nous nous bornerons à présenter quelques
considérations générales sur l'organisation du corps médical et des Institutions d'hygiène, qui constituent la
deuxième classe des *Institutions d'application.*

SECT. 1. — *De l'Organisation du Corps médical.*

L'éducation morale et religieuse, l'instruction générale et technique, et l'état sanitaire de la population qu'il est appelé à administrer, doivent réclamer, avant toutes choses, toute la sollicitude d'un gouvernement. Au clergé est surtout confiée en France l'éducation religieuse et morale : l'instruction générale et technique appartient plus spécialement au corps universitaire ; mais aucun corps dûment organisé ne veille sur l'état sanitaire de la population. Quelques *Conseils de salubrité*, isolés et disséminés comme au hasard sur la surface du sol, quelques *Sociétés de statistique*, qui indiquent à peine toute l'étendue du mal, sans chercher même à y porter remède, constituent à peu près les seules institutions de cet ordre que nous possédions aujourd'hui. L'organisation du corps medical devient donc une nécessité urgente ; car ce n'est jamais impunément que l'on abandonne ainsi au hasard la chair d'une nation.

1° *Des Médecins cantonnaux.*

La surface actuelle de la France est évaluée aujourd'hui à 30,000 lieues carrées : la population qui couvre le sol s'élève d'après les derniers recensements à 33,000,000 d'habitants: ce qui donne, terme moyen, 1,100 habitants par lieue carrée. Dans un mémoire adressé à l'Assemblée constituante, la Société royale de médecine réclamait, pour assurer le service médical en France, un médecin par quatre lieues carrées. Pour notre population actuelle cette proportion serait évidemment beaucoup trop faible ; mais il nous semble qu'en adoptant les résultats fournis par la statistique des départements où le service médical est le mieux établi, et en assignant à chaque médecin une circonscription territoriale de deux lieues carrées, ou une population moyenne de 2,000 habitants, on satisferait pleinement à toutes les exigences d'un service sanitaire parfaitement organisé. Le service médical réclamerait donc aujourd'hui, en France, environ 16,000 praticiens : et si à ce chiffre l'on ajoute les 2,000 membres que peuvent réclamer, approximativement, les besoins de la science théorique, du corps enseignant et de l'organisation médicale elle-même, l'on arrive à un chiffre total de 18,000 docteurs en médecine et en chirurgie.

En admettant comme exactes les *Tables de mortalité* publiées dans *l'Annuaire du Bureau des longitudes*, et en supposant que les médecins, reçus docteurs vers leur vingt-cinquième année, seront admis à la retraite après vingt-cinq ans de service, on trouve que, pour maintenir au chiffre de 18,000 la population médicale, il faudrait annuellement admettre au doctorat 450 licenciés-en-médecine. Or, de 1820 à 1830, les trois Facultés de Paris, de Montpellier et de Strasbourg ont conféré, terme moyen, 590 diplômes par an ; et depuis 1830 le chiffre des réceptions s'est considérablement élevé. Ainsi, en supposant la pratique de la médecine exclusivement confiée aux docteurs en médecine et en chirurgie, le nombre des médecins annuellement reçus suffirait amplement aux besoins de la population.

Nous proposons donc de créer 16,000 médecins cantonnaux qui seront répartis sur le sol de la France, de telle façon qu'à chaque médecin sera assignée, ou une population moyenne de 2,000 habitants, ou une surface territoriale moyenne de deux lieues carrées. Ces médecins cantonnaux seront tenus de donner *gratuitement* tous les soins de leur art à tous ceux qui pourront les réclamer. Ils recevront, à cet effet, du gouvernement un traitement variable suivant les différentes localités, mais qui devra toujours suffire à tous les besoins de la vie. Ce traitement pourrait être évalué, terme moyen, à 2,500 francs par an : ce qui porterait à la somme annuelle de 40 millions les dépenses du service sanitaire proprement dit. En ajoutant 10 millions à cette somme pour les frais de l'enseignement et de l'organisation médicale elle-même, on arrive à une somme totale et annuelle de 50 millions pour tous les frais du service médical en France. Cela n'est certes pas le tiers de ce qui est aujourd'hui dépensé pour un résultat infiniment inférieur à celui qui serait atteint par l'organisation que nous proposons.

2° *Des Conseils de discipline, ou des Conseils médicaux de département.*

La création de *Conseils médicaux de département* a été unanimement réclamée par tous ceux qui se sont occupés de l'organisation du corps médical en France. Toutes les communications manuscrites adressées à ce sujet à l'Académie de médecine en ont demandé la formation; et le même vœu a été exprimé dans la grande majorité des travaux imprimés et publiés sur cette matière. Nous proposons de les organiser ainsi qu'il suit.

Il sera créé dans chaque chef-lieu de département un conseil médical.

Ce conseil sera composé de douze docteurs en médecine et en chirurgie, réunis sous la présidence d'un doyen.

Les membres de ce conseil seront élus au scrutin secret, et à la majorité des suffrages, par tous les docteurs-en-médecine exerçant depuis un an la profession médicale dans le département.

Les membres seront renouvelés par tiers tous les trois ans. Les membres sortant ne pourront être réélus que rois ans après leur sortie.

Les fonctions de ces conseils médicaux sont de deux ordres : — les fonctions de police médicale, et les fonctions d'hygiène.

A. *Des fonctions de Police médicale.*

Les conseils médicaux de département seront chargés de vérifier les diplômes de tous ceux qui viendront exercer dans ces départements une branche quelconque de la profession médicale.

Ils seront chargés de poursuivre, devant les tribunaux civils, tous ceux qui exerceront, sans diplôme, la profession médicale.

Ils seront chargés d'exclure du commerce tous les remèdes secrets, sans exception aucune, et de poursuivre, devant les tribunaux, tous les fabricants et tous les débitants de ces remèdes.

Ils seront chargés de visiter, aux termes de la loi, les officines où se préparent et se vendent les médicaments.

Ils seront chargés de poursuivre, devant les tribunaux civils, tous ceux qui vendront des substances médicamenteuses quelconques sans en avoir l'autorisation formelle.

Ils seront chargés de recueillir et d'examiner toutes les plaintes qui s'élèveront contre un membre quelconque du corps médical de leur département.

Si les plaintes leur paraissent fondées, ils seront autorisés à se constituer en jury, et à appeler devant eux le membre inculpé.

Ils pourront prononcer, contre le délinquant, les peines suivantes : — 1° la censure à huis-clos : — 2° la censure publique : — 3° la suspension du droit d'exercer la médecine : — 4° la radiation de la liste des médecins cantonnaux : — 5° la privation définitive du droit d'exercer la médecine.

Il sera établi à Paris un conseil médical supérieur de révision.

Les membres condamnés par les conseils médicaux de département pourront en appeler , soit au conseil supérieur, séant à Paris, soit aux cours d'assises.

Si le délit ou le crime commis était de nature à tomber sous la juridiction des tribunaux civils, les conseils médicaux de département seraient chargés de se porter partie civile.

Ils seront chargés de prévenir ou de concilier, autant que possible, toutes les contestations qui s'élèveraient, et dans lesquelles le corps médical serait intéressé dans la personne de quelqu'un de ses membres.

B. *Des fonctions d'Hygiène.*

Le secrétaire de chaque conseil médical de département sera en communication constante avec le secrétaire perpétuel de l'Académie de médecine.

Il recevra de celui-ci toutes les communications qui pourront intéresser à un degré quelconque les sciences médicales, et il les transmettra aux médecins cantonnaux de son département.

Il communiquera au secrétaire de l'Académie de médecine tous les faits empiriques qui lui seront transmis : il recueillera tous les documents qui pourront servir à éclairer l'histoire des constitutions médicales, des épidémies, des maladies sporadiques ou contagieuses, des épizooties, etc., etc. Enfin, il rassemblera tous les documents qui intéresseront à un degré quelconque la statistique médicale.

Il sera chargé de faire chaque année un rapport général sur l'état sanitaire du département; et il indiquera à l'administration locale toutes les améliorations hygiéniques que cet état sanitaire paraîtra exiger.

Les conseils médicaux ne doivent être astreints à suivre aucune loi écrite : l'amélioration de la santé publique doit être leur unique but : la morale chrétienne doit être leur unique loi et leur unique règle. L'administration locale ou judiciaire ne doit intervenir en aucune façon, soit dans leur organisation, soit dans leurs actes. Ils doivent être également complètement indépendants du corps universitaire. A la Faculté de médecine il appartient de nommer aux fonctions médicales ceux qu'elle croit aptes à les remplir : aux conseils médicaux il appartient de veiller à ce que des docteurs de la Faculté exercent seuls la profession médicale, et à ce qu'ils apportent à cette fonction le zèle, l'exactitude et la haute moralité que la société exige d'un homme auquel elle confie la vie et l'honneur des familles.

Enfin, pour compléter cette organisation du corps médical, nous proposons de convoquer tous les trois ans, à Paris, un *Congrès médical,* vers lequel seraient député tous les doyens de tous les conseils médicaux de France, et dans lequel seraient débattues toutes les questions qui intéressent soit la pratique, soit la police médicale, et tous les règlements hygiéniques qui demandent à être convertis en lois.

Pour terminer ce que nous avions à vous dire, Messieurs, sur les institutions d'application, il ne nous reste plus qu'à vous exposer, le plus brièvement qu'il nous sera possible, le plan que nous désirons voir adopter dans l'organisation de l'Académie de médecine.

SECT. II. — *De l'organisation de l'Académie d'Hygiène et de Médecine.*

L'hygiène a pour but de prévenir les affections morbides : la *médecine* a pour but, soit de les guérir, soit d'en

entraver la marche. Une académie d'hygiène et de médecine est donc une institution destinée à diriger toutes
les connaissances humaines à la fin de prévenir ou de guérir les affections morbides. C'est en vue de ce double but
qu'elle doit être organisée.

Nous diviserons donc, ainsi qu'il suit, l'Académie d'hygiène et de médecine.

— Dans la première section nous plaçons les savants
généraux qui s'occupent de la philosophie médicale et de
l'histoire de la médecine. Cette histoire nous paraît se di-
viser en deux catégories distinctes : — *l'histoire de l'é-
tiologie*, ou des doctrines médicales ; et *l'histoire de la
thérapeutique*, ou de la pratique médicale et chirurgicale.

— Dans la deuxième section nous plaçons *l'Hygiène*. —
Différente de la médecine proprement dite en ce qu'elle régit les cas généraux, tandis que celle-ci gouverne surtout
les cas exceptionnels, l'hygiène intervient de deux façons
bien distinctes dans la conservation matérielle de l'individu et de l'espèce. En effet, l'hygiène est dite *spéciale*
lorsqu'elle a pour but de déterminer les influences
qu'exercent sur l'organisme de l'homme certaines fonctions particulières : elle est dite *générale* lorsqu'elle a pour
but de déterminer l'influence qu'exercent sur l'organisation de l'homme les conditions du milieu dans lesquelles
il se trouve placé. Nous établirons donc dans la section
d'hygiène deux subdivisions principales : — *l'hygiène
spéciale* qui a pour but de prévenir les conséquences fâcheuses auxquelles les hommes pourraient être exposés
en vertu de leurs professions spéciales : — et *l'hygiène
publique* qui a pour but de prévenir les influences fâcheuses que pourrait exercer sur la population en général le milieu dans lequel elle vit. — A cette deuxième
sous-division nous croyons devoir en adjoindre une

troisième, qui renfermerait toutes les sciences acces-
soires dont la connaissance importe surtout à ceux qui
s'occupent d'hygiène ; à savoir : la météorologie, la physique et la chimie.

— Dans la troisième section, nous plaçons l'anatomie
normale, pathologique et chirurgicale, ainsi que la physiologie normale et pathologique.

— Dans la quatrième section, nous plaçons la thérapeutique médicale.

— Dans la cinquième section, nous plaçons la thérapeutique chirurgicale : elle doit renfermer toutes les
affections qui ont paru assez spéciales ou assez importantes pour occuper des catégories spéciales de chirurgiens : — telles sont les maladies des yeux, les maladies
des oreilles, les maladies des dents, les affections des
voies urinaires, et les accouchements.

— Dans la sixième section, nous plaçons la médecine
légale.

— Enfin, dans la septième et dernière section, nous
plaçons la matière médicale, animale, végétale et minérale, la chimie organique et inorganique, et la pharma-
cologie.

Le mode d'action d'une académie ainsi organisée se
déduit directement, et du rang qu'elle occupe parmi
les institutions scientifiques, et de la position médiate
que nous lui avons assignée entre l'Académie des sciences
d'une part et le corps médical de l'autre. Vis-à-vis l'Académie des sciences son rôle serait double : tantôt elle
s'emparerait des résultats généraux consignés dans les
rapports annuels de cette académie, et elle les traduirait
en formules pratiques applicables à l'hygiène ou à la médecine : et tantôt, au contraire, elle résumerait dans ses
propres rapports les divers besoins des sciences médicales,
et elle appelerait sur ces rapports l'attention de l'Académie

des sciences. Son rôle serait double encore vis-à-vis le corps médical : tantôt, en effet, par ses communications directes avec les secrétaires des conseils médicaux, elle pourrait diriger en même temps l'attention de tout le corps médical vers l'étude d'un même ordre de phénomènes : et, tantôt, au contraire, elle serait elle-même appelée à chercher la solution de certains problèmes par les rapports qui lui seraient transmis par ces mêmes conseils.

Cette académie serait encore chargée de vérifier toutes les méthodes thérapeutiques nouvelles au moyen d'une *Statistique médicale* qui ne serait plus complètement illusoire, et pour laquelle les écoles médicales d'application et les conseils médicaux de département lui fourniraient des documents nombreux et irrécusables. Enfin, elle pourrait encore travailler directement aux progrès des sciences médicales, soit en provoquant des recherches historiques sur l'étiologie et la thérapeutique de certaines affections spéciales, soit en posant des questions de prix dont le but serait, tantôt, de déterminer les résultats pratiques de certaines données fournies par la théorie, et tantôt, de découvrir les rapports théoriques de certains faits constatés par l'empirisme médical.

Messieurs ;

Nous terminons ici le cours que nous avons été chargés de faire devant vous. En vous quittant, permettez-nous de vous remercier de toute l'attention et de tout le zèle que vous avez apportés à suivre des leçons aussi difficiles, qui s'éloignent tellement des habitudes ordinaires de l'enseignement, et qui ont pu blesser chez quelques-uns d'entre vous tant de préjugés scientifiques, tant de passions peut-être.

FIN.

www.ingramcontent.com/pod-product-compliance
Ingram Content Group UK Ltd.
Pitfield, Milton Keynes, MK11 3LW, UK
UKHW020237180726
13839UKWH00001B/27